精神療法の饗宴
Japan Psychotherapy Weekへの招待

井上和臣 編著

誠信書房

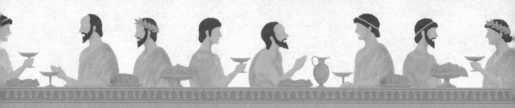

目　次

プロローグ──プラトン『饗宴』から── 　　　　　　　　　　　　井上和臣

I　Japan Psychotherapy Week への招待　*3*
II　Japan Psychotherapy Week の発想　*8*
III　Japan Psychotherapy Week の歩み　*10*
IV　Japan Psychotherapy Week の開催時期　*13*

❧ 第一夜　精神療法を考える ❧
──認知療法・認知行動療法の立場から──

第1章　認知療法・認知行動療法──誤解を超えて── 　　　　　大野　裕

I　はじめに　*17*
II　認知行動療法とエビデンス　*18*
III　認知行動療法における認知，行動，そして感情の扱い　*19*
IV　現実を確認して認知の適切さを判断する　*21*
V　症例の概念化──全人的患者理解を大切にする認知行動療法　*24*
VI　認知行動療法における治療関係の重要性　*26*
VII　面接の基本形──導入・話し合い・終結　*28*
VIII　認知行動療法の普及に向けて　*32*
IX　認知行動療法と薬物療法の併用　*34*
X　医療場面以外での活用可能性　*36*

コラム…ふと思うこと　*39*

i

〜 第二夜　精神療法を識る 〜
――和と洋の邂逅――

第2章　わたし流・和と洋の邂逅
――流派間の往復書簡，表現療法〜森田療法との対話，そして複雑性 PTSD での応用――

原田誠一

Ⅰ　はじめに　43
Ⅱ　認知行動療法以外の流派との対話①――「精神療法」誌での試み　43
Ⅲ　認知行動療法以外の流派との対話②――表現療法との交流　45
Ⅳ　認知行動療法以外の流派との対話③――森田療法との交流　55
Ⅴ　我流・認知行動療法の応用例――複雑性 PTSD での CBT の実践　63
Ⅵ　おわりに　68

コラム…最近，ふと考えたこと
　　　　――地球的意識〜宇宙的意識をめぐる断章　70

第3章　精神療法が根をもつこと

中村　敬

Ⅰ　はじめに　76
Ⅱ　精神療法に内在する文化的な根（ルーツ）とはなにか　76
Ⅲ　精神療法はどうすれば患者の日常意識に根をおろすだろうか　88
Ⅳ　おわりに　92

コラム…裃を脱いだ精神療法　96

〜 第三夜　精神療法を学ぶ 〜
――サイコセラピーの道――

第4章　認知行動療法の効率的な学び方

藤澤大介

Ⅰ　はじめに――本章の目的　99
Ⅱ　4つの習得レベル　99
Ⅲ　厚生労働省認知療法・認知行動療法研修事業　102
Ⅳ　評　価　103
Ⅴ　認知行動療法家に必要な知識と技能――Beck, J. の5項目　104

Ⅵ　集団認知行動療法を学ぶ　*116*
Ⅶ　認知行動療法を学ぶ 10 のステップ　*117*
Ⅷ　目標を立てよう　*121*
Ⅸ　教えることから学ぶ──スーパービジョン　*121*
Ⅹ　まとめにかえて──チーム医療の中の認知行動療法　*125*

コラム…トム・ソーヤのリンゴ　*128*

第5章　精神分析的精神療法を身につけるために学ぶべきこと

生地　新

Ⅰ　はじめに　*129*
Ⅱ　精神分析的精神療法の世界に入った経緯　*130*
Ⅲ　症例提示　*133*
Ⅳ　精神分析的精神療法で大切なこと　*141*
Ⅴ　おわりに　*144*

コラム…ふと思うこと──万能感について　*146*

第6章　支持的精神療法を学ぶ
──「普通の臨床的配慮」を磨く──

青木省三

Ⅰ　はじめに　*147*
Ⅱ　基本的な考え方　*147*
Ⅲ　支持的精神療法とは　*149*
Ⅳ　支持的精神療法の内包するもの　*150*
Ⅴ　支持的精神療法の実際
　　──身体治療の小切開や外傷処置のイメージ　*151*
Ⅵ　生活の苦労話を聞き支持する　*152*
Ⅶ　一緒に困る，一緒に悩む　*155*
Ⅷ　指示が支持となる　*157*
Ⅸ　必要最小限の支持　*159*
Ⅹ　治療者の支持と，患者にとっての支持　*162*
Ⅺ　「わからない」から出発する　*164*
Ⅻ　支持的精神療法の注意点　*165*
ⅩⅢ　おわりに　*166*

コラム…仲間に支えられる　*167*

第四夜　精神療法を活かす
—— 一か多か Unity or Diversity ——

第7章　認知行動療法を多職種に役立てる
　　　　——精神看護領域への適用と有用性——　　　　　　　岡田佳詠

- Ⅰ　認知行動療法を多職種に広げる，とは　*171*
- Ⅱ　認知行動療法を精神看護領域に広げ，そして役立てる　*173*
- Ⅲ　おわりに　*183*

コラム…認知行動療法の懐の深さを知る　*185*

第8章　森田療法の臨床
　　　　——《受容》のプロセスと他学派との比較——　　　　久保田幹子

- Ⅰ　はじめに　*186*
- Ⅱ　森田療法の成り立ち　*187*
- Ⅲ　森田療法における病理の理解　*188*
- Ⅳ　森田療法の実際　*190*
- Ⅴ　森田療法の治療的変容のプロセスと《受容》　*195*
- Ⅵ　森田療法と認知行動療法　*199*
- Ⅶ　おわりに——森田療法が目指すもの　*205*

コラム…謙虚になることで見えてくるもの　*207*

第9章　日常臨床と精神分析——懐に抱く——　　　　　　　髙野　晶

- Ⅰ　はじめに　*208*
- Ⅱ　統一か多様性か　*209*
- Ⅲ　Freud に始まり現代に至るエッセンス　*210*
- Ⅳ　精神科日常臨床と精神分析的観点　*212*
- Ⅴ　懐に抱くこと　*213*
- Ⅵ　精神分析的な要素の意義　*214*
- Ⅶ　精神分析的な訓練と素養　*218*
- Ⅷ　日常臨床における体験——総合病院　*218*
- Ⅸ　自殺に関する精神分析的観点　*219*
- Ⅹ　症例から考える　*220*
- Ⅺ　思春期・青年期について　*225*
- Ⅻ　おわりに　*227*

コラム…「ふと思う」ということ　229

エピローグ——世阿弥『風姿花伝』から——　　　　　　　井上和臣

　Ⅰ　和と洋の邂逅　231
　Ⅱ　サイコセラピーの道　233
　Ⅲ　一か多か　235
　Ⅳ　スペクトラムとしての精神療法　238
　Ⅴ　消えゆく認知療法　239
　Ⅵ　Japan Psychotherapy Week——精神療法の饗宴　240

あとがき　241

精神療法の饗宴
—— Japan Psychotherapy Week への招待 ——

プロローグ
―― プラトン『饗宴』から ――

井上和臣

I　Japan Psychotherapy Week への招待

　2014年も年の瀬を迎える頃，Japan Psychotherapy Week 企画運営委員会によって認知療法研究所のホームページに Japan Psychotherapy Week 2015 の案内が掲載された[*1]。

　Japan Psychotherapy Week 企画運営委員会ではこのたび Japan Psychotherapy Week 2015 を，神戸旧居留地にありますオリエンタルホテルにおいて計画しています。
　Japan Psychotherapy Week は，わが国の精神科臨床に欠かすことのできない複数の精神療法，すなわち精神分析療法・森田療法・認知療法について討議し学ぶ機会として夢想してきたものです。
　Japan Psychotherapy Week 2015 では，ほぼ1週間の間隔を空け，二夜にわたって，3名の先生のご講演を企画しています。

　もちろん Japan Psychotherapy Week 2015 は学術講演会である（井上，2016）。しかし，古代の饗宴の醍醐味を現出できればと，参加者が食事（と酒？）をとりながら講演を聴き論議するという形式を採用した。ゆったりした雰囲気の中

＊1　https://utsumi-mcl.com/cbt/lecture/149.html

でそれぞれ円卓を囲み五感のすべてを活動させて，わが国における精神療法に
まつわる話題を賞味するという趣向であった。

1．開演／開宴の辞

Japan Psychotherapy Week 2015 は，「和と洋の邂逅」をテーマに2015年
2月21日と28日の二夜にわたって開催された。以下は，第一夜の開会を告げ
る乾杯の場面である。

　Japan Psychotherapy Week 2015「和と洋の邂逅」，その第一夜を開催したいと
思います。「かいえん」と言うと，普通は「開演」ですが，今夜は宴（うたげ）とい
う文字を当てて「開宴」と書けるかもしれません。
　スライドには，プラトンの『饗宴』の様子をお示ししています。食事をとりなが
ら，お酒を飲みながら，横になって，ゆっくりと論議していただくのが本来です
が，さすがに横になっていただくわけにはまいりませんので，円テーブルをご用意
いたしました。通常ですと，お話をうかがって，それから食事を，というのが定式
でありますけれども，今夜はとてもアクロバティックに，特に特別講師の先生には
ご無理を申しあげて，お話をしていただきながらお食事もとっていただくことに
なっています。
　まずは乾杯をしようと思います。あまり酔っぱらってしまいませんよう，適度に
お飲みいただいて，よろしかったら，皆さま，ご起立いただきますようお願いいた
します。
　Japan Psychotherapy Week 2015 にお集まりの皆さまのご健勝をお祈りすると
ともに，この会が今年だけにとどまらず，来年も再来年も続いていくことを祈念し
ながら，乾杯をしたいと思います。ご唱和ください。乾杯！

2．プラトンの『饗宴』

　プラトンの描く『饗宴（シュンポシオン）』（プラトン／中澤，2013）では，紀元
前416年，アテナイのアガトン（悲劇詩人）の邸宅に集った，パイドロス（弁
論家），エリュクシマコス（医師），アリストファネス（喜劇詩人），そしてソク
ラテスらが，寝椅子に身を横たえながら，愛（エロス）を主題に自説を順に述

べていく。シンポジウムの語源になるシュンポシオンとは「一緒に飲む」という意味である。

　最初に，ソクラテスがアガトンの説を論駁する部分を，戯曲風に改変して引用する（プラトン／中澤，2013）。

　ソクラテス：さて，それでは，いままでの議論をまとめよう。第一に，エロスとは，なにかのエロスである。そして第二に，そのなにかとは，自分に欠けているもののことである。これでいいだろうか？

　アガトン：はい，そのとおりです。

　ソクラテス：では，以上のとおりだとしたうえで，こんどは，きみに思い出してほしいのだ。話の中で，きみは，エロスとは何のエロスだと主張していただろうか？　よければ，ぼくがきみに思い出させてあげよう。きみは，たしかこう言ったね——神々のいろいろな活動が行われるようになったのは，美しいものを求めるエロスゆえである。なぜなら，エロスが醜いものを求めることはないのだからと。きみは，なにかそのようなことを言ったのではないか？

　アガトン：たしかに，そう申しました。

　ソクラテス：きみのその主張は，なるほどと思わせるものだった。そして，もしそうだとしたら，エロスとは美しさを求めるものであって，醜さを求めるものではないということになるね。

　　　　　　アガトン，認める。

　ソクラテス：そして，さきほどの同意では，自分に欠けていて所有していないものを求めるのだったね。

　アガトン：そうです。

　ソクラテス：そうすると，エロスは美しさを欠き，それを所有してはいないのだということになる。

　アガトン：どうしても，そうなります。

　ソクラテス：では，どうだろう。美しさを欠き，美しさをまったく手に入れていないようなものを，きみは美しいと言うだろうか？

　アガトン：言いません。

　ソクラテス：それでは，もし以上のとおりだとしたら，きみは，エロスは美しいと

認めるだろうか？

アガトン：ソクラテス，どうもわたしは，あのとき自分で言ったことを，まったくわかっていなかったようです。

ソクラテス：だとしても，きみの話は見事なものだったよ，アガトン。

しかし，ささいなことなんだが，もう少し質問に答えてほしい。きみは，よいものは美しくもあると思うだろうか？

アガトン：思います。

ソクラテス：それでは，エロスが美しいものを欠いており，よいものは美しいのだとしたら，エロスは，よいものも欠いていることになる。

アガトン：ソクラテス，わたしは，あなたに反論することができません。ですから，あなたのおっしゃるとおりだということにしてください。

ソクラテス：いやいや，アガトン，きみは真理に反論することができないのだよ。ソクラテスに反論するのは，なんら難しいことじゃない。

（下線：引用者による）

次の部分では，ソクラテスはディオティマという神秘的な女性に教えられたことを回顧する（プラトン／中澤，2013）。

ソクラテス：それはいったい，どういう意味なのですか，ディオティマ。それなら，エロスは醜くて悪いものだというのですか？

ディオティマ：言葉を慎むがよい。それとも，おまえは，美しくないものは，必ずや醜いに違いないとでも思っているのか？

ソクラテス：そのとおりです。

ディオティマ：それならば，賢くないものは，愚かなのであろうか？　賢さと愚かさの間に，別のなにかがあることに気づかぬのか？

ソクラテス：それは，いったい，何なのですか？

ディオティマ：思っていることは正しいのに，それをきちんと説明することができない——そんな状態だ。おわかりか。これでは，知っているとはいえぬ。なぜなら，きちんとした説明もできぬものを，どうして知識といえようか。しかし，愚かさでもない。なぜなら，真実を言い当てているのに，どうして愚かさといえる

のか。〈正しい思い〉とは、まさにこのようなものであり、賢さと愚かさの間にあるものなのだ。

ソクラテス：なるほど、ごもっともです。

ディオティマ：それなら、美しくないものは必ずや醜いとも、よくないものは必ずや悪いとも考えてはならぬ。エロスについても同様であり、おまえがエロスはよくも美しくもないと認めたからといって、ならばそれは醜くて悪いに違いないなどと考えてはならぬのだ。エロスとは、むしろ、その間にあるなにかなのだ。

（中略）

ソクラテス：しかし、そうだとしたら、エロスとはいったい何なのです。人間なのですか？

ディオティマ：ありえぬ。

ソクラテス：それなら、いったい、何だというのですか？

ディオティマ：先の場合と同様、人間と神の間にある存在だ。

ソクラテス：それは何なのですか、ディオティマ？

ディオティマ：偉大なる精霊（ダイモン）なのだ、ソクラテス。精霊（ダイモン）のたぐいはすべて、神と人間の間にあるものなのだからな。

ソクラテス：精霊（ダイモン）とは、どんな力を持つものなのですか？

ディオティマ：精霊（ダイモン）は、人間の思いを翻訳して神々に伝え、神々の思いを翻訳して人間に伝える。すなわち、人間の祈りと供物を神々に送り届け、神々のお告げと供物の返礼を人間に送り届ける。そして、両者の間に立ってその溝を埋め、全宇宙を一体化させるのだ。

　この精霊（ダイモン）が媒介となり、すべての占いは執り行われる。また司祭は供物を捧げたり、秘儀を行ったり、呪文を唱えたり、あらゆる種類の予言や魔法を使うが、そのような司祭の技術もまた精霊（ダイモン）が媒介となる。神が人間とじかに交わることはない。神々と人間の間の交流と会話は、人間が目覚めているときに行われるものであれ、眠っているときに［夢を通して］行われるものであれ、すべてこの精霊（ダイモン）を媒介にして成立する。このような分野における賢者は、精霊（ダイモン）のごとき人間である。他方、これ以外の分野での賢者は、技術分野であれ、工芸分野であれ、卑しい職人にすぎぬのだ。

　このように、たくさんのいろいろな精霊（ダイモン）が存在している。エロスも、その中の

プロローグ　7

一人なのだ。

（中略）

　また，エロスは知恵と愚かさの<u>間にいる</u>。それは，こんな事情による。

　神々は誰一人として，知恵を愛し求めもしなければ，知恵ある者になりたいと
も思わぬ。すでに知恵があるのだからな。神でなくとも，知恵のある者なら，知
恵を愛し求めることはないのだ。

　ところが，愚か者もまた，知恵を愛し求めもしなければ，知恵ある者になりた
いとも思わぬのだ。なにしろ，愚かさというものはなんとも始末に負えぬしろも
ので，美しくもよくもなく，賢くもないくせに，自分はそれで十分だと思い込む
のだからな。自分にはなにかが欠けているとは夢にも思わぬような輩が，自分に
は必要ないと思っているものを欲しがることなどあるまい。

ソクラテス：ディオティマ，知恵ある者でも愚か者でもないのだとしたら，知恵を
愛し求める者とは，いったい何者なのですか？

ディオティマ：そんなことは，もはや子どもにすら明らかではないか。両者の間に
ある者だ。そして，エロスもその一人なのであろう。なぜか。知恵は最も美しい
ものの一つであり，エロスは美しいものを求める愛だ。だから，エロスが知恵を
愛し求める者であるのは理の当然といえる。そして，知恵を愛し求める者なので
あるから，エロスは知恵ある者と愚か者の<u>間にある</u>ことになるわけだ。

（下線：引用者による）

　エロスへの賛辞は，エロスが精霊^{ダイモン}の一つであり，間にあって，媒介する者で
あるというディオティマの論で大きな展開を見せる。

Ⅱ　Japan Psychotherapy Week の発想

　Japan Psychotherapy Week の発想は 2008 年の日本認知療法学会（現　日
本認知療法・認知行動療法学会）の学会誌『認知療法研究』第 1 巻（創刊号）
（井上，2008）において初めて明言された。

　本学会（引用者注：日本認知療法学会）が創設された（引用者注：2001 年）当時

から，本学会あるいは認知療法が触媒の役割を果たすことによって，精神療法（心理療法）に関わる複数の学会が同時に，あるいは重複期間を含みながら相前後して同一の会場で開催されることを夢見ている。

　Japan Psychotherapy Week の実現である。

（下線：引用者による追記）

　精神療法に関わる複数の学会が同じ場所で同じ時間を共有する，認知療法がいわば治療法の架け橋となるような，そんな空間・時間があってもいいのではないかというのが，Japan Psychotherapy Week の眼目である。

　発想の一つは精神科治療における鑑別治療学（differential therapeutics）(Frances et al., 1984) にある。鑑別治療学では，治療の場，治療の形態，治療学派，治療の期間と頻度，治療の併用，無治療の選択という観点から精神科臨床での精神療法の選択が論じられている。

　治療学派に関しては，「各学派の治療者は治療の場と形態の選択については比較的寛大だが，技法の選択となると鋭く意見が対立する」，「治療技法，すなわち実際に患者に行うことが，自分の受けた訓練や知識に基づくものであるだけでなく，人生観や，精神障害の原因と治療に関する見解を異にするからである」とされる。

　さまざまな精神療法は，洞察的（exploratory），指示的（directive），体験的（experiential）なものに分類される。洞察的なものは内的葛藤に関する理解を促進させる。代表は精神分析療法である。治療的出会いを体験し自己実現に向かうのが体験的なもので，クライアント中心療法がそれである。指示的なものは不適応的行動に変化を与え適応的行動を学習し向上させる。行動療法の技法が含まれる。認知療法は洞察的ではあるが，精神分析理論とはずいぶん異なった治療である。認知療法が意図するところは，不適応的な感情・行動を引き起こしている認知を露わにし，それを変化させようとすることである。この種の洞察は精神分析的な治療者によって一部は作り出されたものであるが，認知療法で用いられる技法は非常に指示的であり，学習理論や行動療法の理論の影響を強く受けている。認知療法は，洞察的なものと指示的なものの境界にまたがっていると考えられ，独特な位置にある（図1）。

プロローグ　9

```
┌─────────────────────┐  ┌─────────────────────┐
│       洞察的        │  │       指示的        │
│  ▪ 精神分析療法     │  │  ▪ 系統的脱感作法   │
│  ▪ 力動的精神療法   │  │  ▪ 正の強化         │
│  ▪ 問題重点療法     │  │  ▪ 認知療法         │
│  ▪ 認知療法         │  │  ▪ 問題解決法       │
└─────────────────────┘  └─────────────────────┘
          ┌─────────────────────────┐
          │         体験的          │
          │  ▪ クライアント中心療法 │
          │  ▪ ゲシュタルト療法     │
          │  ▪ 心理劇               │
          └─────────────────────────┘
```

図 1 治療学派（Frances ら［1989］をもとに作成）

　複数の学会が関与して実現される「週間」の雛形は，日本消化器関連学会機構（Japan Digestive Disease Week, JDDW）による Digestive Disease Week（DDW）[2] のわが国での展開にある。1993 年の第 1 回日本消化器関連学会週間では第 35 回日本消化器病学会大会，第 24 回日本膵臓学会大会，第 29 回日本胆道学会総会など 6 学会が同時開催された。以降，JDDW は継続され，『認知療法研究』創刊の年である，2008 年には第 50 回日本消化器病学会大会，第 76 回日本消化器内視鏡学会総会，第 12 回日本肝臓学会大会など 5 学会が開催された。また Japan Psychotherapy Week 2015 の前年には，第 22 回日本消化器関連学会週間（JDDW2014）として神戸で 5 学会（消化器病学会・消化器内視鏡学会・肝臓学会・消化器外科学会・消化器がん検診学会）が同時に開催された。

III　Japan Psychotherapy Week の歩み

　Japan Psychotherapy Week 2015 に始まる 4 年間の「饗宴」を，順を追って表 1 に示した。なお，本書は Japan Psychotherapy Week 2017 までの 3 年間の歩みがもとになっている。

　Japan Psychotherapy Week は，特定の学派に偏することなく，精神分析療

───────────────────────────
＊2　一般社団法人日本消化器関連学会機構　http://www.jddw.jp

表 1　Japan Psychotherapy Week の歩み

Japan Psychotherapy Week 2015
「和と洋の邂逅」

第一夜　2015 年 2 月 21 日（土）19 時〜21 時

原田誠一（原田メンタルクリニック・東京認知行動療法研究所院長）
　　和と洋の望ましい邂逅の形とは？―― 1　精神科医の私見と希望――

中村　敬（東京慈恵会医科大学附属第三病院院長・精神神経科教授）
　　精神療法が根をもつこと

　　　　　　　　　　　　　　　　会場：オリエンタルホテル バンブールーム

第二夜　2015 年 2 月 28 日（土）17 時 30 分〜19 時 30 分

北山　修（白鷗大学副学長・北山精神分析室主宰）
　　精神療法における言葉の力

　　　　　　　　　　　　　会場：オリエンタルホテル オリエンタルルーム WEST

Japan Psychotherapy Week 2015 Special

2015 年 5 月 30 日（土）19 時〜21 時

大野　裕（大野研究所・一般社団法人認知行動療法研修開発センター）
　　認知療法・認知行動療法

　　　　　　　　　　　　　　　会場　オリエンタルホテル テラスルーム

Japan Psychotherapy Week 2016
「サイコセラピー Psychotherapy の道」

2016 年 5 月 7 日（土）17 時〜21 時

藤澤大介（慶應義塾大学医学部精神・神経科学教室，第 13 回日本認知療法学会大会長）
　　認知行動療法の道

生地　新（北里大学大学院医療系研究科発達精神医学教授，日本精神分析学会会長）
　　私の考える精神療法について――精神分析的精神療法の立場から――

青木省三（川崎医科大学精神科学教室教授，第 33 回日本森田療法学会会長）
　　支持的精神療法を考える

　　　　　　　　　　　　　　会場　オリエンタルホテル オリエンタルルーム EAST

（敬称略）

プロローグ　11

表 1　Japan Psychotherapy Week の歩み（続き）

Japan Psychotherapy Week 2017
「一か多か Unity or Diversity」

2017 年 5 月 7 日（日）17 時～21 時

岡田佳詠（国際医療福祉大学成田看護学部）
　　認知行動療法の多職種への広がり――看護への活用の有用性

久保田幹子（法政大学大学院人間社会研究科臨床心理学専攻／東京慈恵会医科大学森田療法センター）
　　森田療法の理解および治療的変容のプロセス

高野　晶（心の杜・新宿クリニック）
　　懐に抱く――日常臨床と精神分析

　　　　　　　　　　　　　　会場　オリエンタルホテル　オリエンタルルーム WEST

Japan Psychotherapy Week 2018
「治療者になるということ Becoming A Psychotherapist」

2018 年 5 月 6 日（日）17 時～21 時

耕野敏樹（岡山県精神科医療センター，第 18 回日本認知療法・認知行動療法学会会長）
　　認知行動療法のスーパービジョンシステム――臨床現場への広がり

岩木久満子（顕メンタルクリニック院長）
　　桃栗三年森田二十年以上――森田療法家への道のり

木村宏之（名古屋大学大学院医学系研究科精神医学分野）
　　精神分析的精神療法家になること

　　　　　　　　　　　　　　会場　オリエンタルホテル　オリエンタルルーム WEST

　　　　　　　　　　　　　　　　　　　　　　　　　　　　　　　　（敬称略）

法，森田療法，認知療法・認知行動療法，そして支持的精神療法から演者を招き，精神療法について広く討議し学ぶ機会として企画された。Japan Psychotherapy Week を精神療法の統合（psychotherapy integration）という文脈で理解する向きがあるかもしれない。しかし，理念的には Japan Psychotherapy Week は統合とは一線を画す提案である。精神療法の多様性を尊重するのが Japan Psychotherapy Week の立場である。

　理念の独自性に加え，重要な布置として，Japan Psychotherapy Week の「場」を構成するのにプラトンの『饗宴』を参照し[*3]，通常の学会とは違う「脱・学会」的様式を求めたことがある。乾杯に始まり参加者が飲食しながら

学術講演を聴き質問し討論する型を，Japan Psychotherapy Week の基本とした
のである。オーボエ演奏とボーカルは Japan Psychotherapy Week 2016 で
の試みだが，学派間の融和に音楽を役立てようという意図があった。オーボエ
という楽器の説明と演奏された 4 曲について，演奏者の手になる解説を載せて
ある。コースメニューも同様で，第一夜から第四夜の扉に参加者に供された一
覧を示したのも，「場」の雰囲気を伝えたいがためである。

Ⅳ　Japan Psychotherapy Week の開催時期

Japan Psychotherapy Week 2015 は寒い 2 月の開催であったが，どの期間
を Japan Psychotherapy Week とするかについては，2016 年以降の開催日か
らおよそ推察できるだろう。

精神分析療法，森田療法，そして認知療法の創始者である，Sigmund Freud
(1856-1939)，森田正馬 (1874-1938)，Aaron T. Beck (1921-　) の誕生日を
みると，それぞれ 5 月，1 月，7 月である。

結局，Japan Psychotherapy Week は Freud, S. の誕生日（5 月 6 日）に始
まる 1 週間とし，開催地は神戸，饗宴（供宴・競演・協演・共演）形式とする
ことに決した。

文　献

Frances, A., Clarkin, J., Perry, S. (1984) *Differential therapeutics in psychiatry: The
art and science of treatment selection.* New York: Brunner/Mazel. 高石　昇（監
訳）(1989) 精神科鑑別治療学〔理論と実際〕. 星和書店.
井上和臣 (2008) 日本認知療法学会：経緯と将来展望. 認知療法研究，**1**，10-15.
井上和臣 (2016) 精神療法の学び方・活かし方――Japan Psychotherapy Week の提
案. 精神経誌，**118**，351-357.
プラトン／中澤　務（訳）(2013) 饗宴. 光文社.

＊3　Japan Psychotherapy Week 2015 の一部を動画で公開しているので紹介する。
　　　https://utsumi-mcl.com/cbt/lecture/137.html
　　　https://utsumi-mcl.com/cbt/lecture/135.html

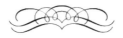

第一夜

精神療法を考える
──認知療法・認知行動療法の立場から──

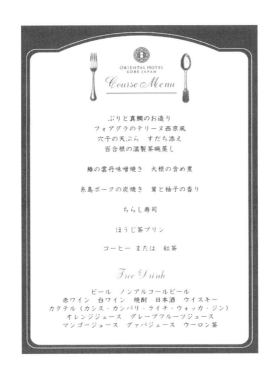

⤳ 間奏曲 1　Detour Ahead ⤳

作曲：Lou Carter/Herb Ellis/John Frigo
奏者：Oboe 竹本千彰　Piano 大森一宏

【Oboe について】

　Oboe（オーボエ）は木管楽器の一種で，ジャズでよく耳にするクラリネット
やサックスがシングルリードであるのに対して，ダブルリードで発音します。
知恵，芸術，工芸，戦略を司るギリシア神話の女神アテーナーが oboe を作り
ましたが，吹くときに頬が膨れるのを他の神がはやしたて腹を立てたとあり，
事実ダブルリードは息が通る穴が非常に狭く，高い息の圧力をかける必要があ
る楽器で，頬も膨れます。チャルメラや葦笛が原型としては近く，息の圧を調
整できないとその音は大音量のチャルメラそのもので，他の演奏者たちに嫌が
られます。音域は女性の声と同じくらいかやや高め，２オクターブ半と他の楽
器と比べるとやや狭く，音量は大きくよく通り，音質は伸びやかで個性的であ
りながら美しく，交響曲等ではメロディックで心打つ旋律が割り振られること
の多い楽器です。

　演奏には多大な労力と技術が必要で，ギネス・ワールド・レコーズ認定にお
いて，世界で最も難しい木管楽器として登録されており，美しい白鳥が水面下
でなす努力を思わせます。リードは語源そのものの「葦」でできており，欠け
たり割れたりしやすく，しかもよく鳴る期間が短いので，oboe 奏者は練習時間
よりもリードを作り手入れする時間のほうが長く，当日最良の状態のリードを
準備できるかが，演奏の出来や演奏中の心身の負担に大きな影響を与えます。
オーケストラや室内楽等，クラシックの分野で耳にすることの多い oboe です
が，今回はジャズをお送りしました。ジャズを oboe で，というのは耳馴染み
の薄いものだったのではと思います。

【演奏曲について】

　1 曲目の "Detour Ahead"，detour は「迂回」または「回り道」という意味で，
車線が使えない時や，道を封鎖してしまう時などに見かける標識です。あまり
に道が空いていると，間違った方向に走っているのかしら，先になにか面倒や
危険でもあるのかしらと不安になるものです。危険で，「心」を潰されそうな
「恋の道のり」の迂回標識，つまり危険の兆候に気づいて，滑らかで，先に「迂
回せよ」もない道に戻ってきたというような歌詞がついています。　（竹本）

第1章

認知療法・認知行動療法
――誤解を超えて――

大野　裕

Ⅰ　はじめに

　認知療法・認知行動療法（以下，認知行動療法）は，認知，つまりこころの情報処理のプロセスの影響を強く受けることに注目して，ストレスを感じたときの認知に働きかけて問題に適切に対処できるよう支援する，問題解決志向型の精神療法である。認知行動療法は，うつ病や不安症などの精神疾患に対する治療法として開発され効果が実証されてきており，わが国でも徐々にそうした臨床的エビデンスが報告されるようになっている。さらに最近では，医療場面だけでなく，職域や地域，学校などさまざまな場面でのストレス対処法としても優れた成果を上げている。

　このように広く使われるようになったのは，認知行動療法が決して特殊なアプローチではなく，私たちが意識しないで行っている上手なストレス対処法を，誰もが活用できるようにわかりやすくまとめたものだからである。だからこそ認知行動療法は，精神医療はもちろんのこと，他の医療場面や医療以外の場面で広く活用されるようになったと考えることができる。しかし，そのように広く用いられるようになってきているだけに誤解される部分も多く，十分な訓練を受けないまま安易に用いられる可能性もあり注意が必要である。

Ⅱ　認知行動療法とエビデンス

　認知行動療法が世界的に注目されるようになったのは，医学領域での実証的な研究を通してその効果が裏づけられたからである。1960 年代初頭に精神科医 Aaron Beck が認知療法を提唱したことをきっかけに，Beck をはじめとする多くの研究者や治療者が，うつ病や不安症，精神病性障害，双極性障害やストレス関連障害などの精神疾患の治療に効果的であるという科学的根拠を示して，世界的に注目されることになった。決して場当たり的でない，秘伝の術でもない，再現性と信頼性がある治療的アプローチであったからこそ，認知行動療法は発展してきたのである。

　しかし，だからといって，わが国で認知行動療法の効果が十分に検証されていると声高に主張することはできない。これまで報告されているエビデンスの大半は，あくまでも海外でのエビデンスでしかなかった。そこで私たち，厚生労働科学研究事業の研究班が過去 10 年以上にわたって効果を検証することにした。それが，2004 年度に始まった厚生労働科学研究「精神療法の実施方法と有効性に関する研究」と，それに続く「精神療法の有効性の確立と普及に関する研究」である。

　こうした研究を通して，うつ病等の精神疾患に対する有効性が実証されたこともあって，2010 年度の診療報酬の改定で，厚生労働省（厚労省）研究班が作成したマニュアルに準拠して熟練した医師が行う，うつ病の認知行動療法が診療報酬の対象として認められた。その後，2016 年度改訂で社交不安症，パニック症，および PTSD に対して医師が行う認知行動療法，およびうつ病に対して要件を満たす看護師が医師とチームを組んで行う認知行動療法が，さらに2018 年度改訂で，神経性過食症に対して医師が行う認知行動療法が診療報酬の対象となった。

　上記の厚生労働科学研究では，薬物治療抵抗性うつ病に対する認知行動療法の治療効果に関する評価者ブラインドのランダム化比較試験（Mori et al., 2014）を行った。対象は，少なくとも 8 週以上の十分な抗うつ薬による薬物療法を受けてもハミルトンうつ病尺度 16 点以上，かつ Maudsley Staging Method for

18　第一夜　精神療法を考える

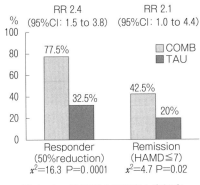
図1-1　16週目の反応率と寛解率

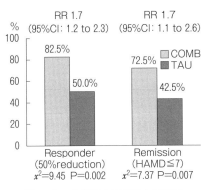
図1-2　1年後の反応率と寛解率

treatment-resistant depression が3点以上の DSM-IV で大うつ病性障害と診断された精神科医療機関通院患者（20-65歳）である。

これらの患者計80名を，それまでの治療をそのまま継続する通常治療（treatment as usual：TAU）群と TAU に16セッション（1回50分）の認知行動療法を併用した群にランダムに割りつけた。主要評価項目は，16週時点（介入終了時）での GRID-HAMD 得点の改善とし，介入後1年まで追跡調査を行った。16週評価を受けた患者は78名（97.5％），1年後評価を受けた患者は73名（91.3％）であった。

その結果，認知行動療法併用群は，介入終了の16週時点において症状が有意に改善しただけでなく（図1-1），介入終了後1年時点でもその有効性が認められ（図1-2），認知行動療法の上乗せ効果は介入終了時だけでなく，介入終了1年後でさらに高まっていることが示された。この所見は，認知行動療法を受けた患者はストレス対処能力が高まり，認知行動療法終了後も症状のさらなる改善が期待できるという可能性を示唆する所見であり，患者が自分の治療者になれるように手助けするという認知行動療法の最終的な目標を裏づけるものと考えることができる。

III　認知行動療法における認知，行動，そして感情の扱い

認知行動療法は認知に焦点が当てられることが多いが，Aaron Beck が「認

知に到る王道は感情である」と言っているように，認知行動療法では感情を重要視する。それは，うつや不安，怒りなど，私たちのこころの変調は自分が問題に直面しているということを示すアラームだからである。そうした感情の変化に気づいて立ち止まり，現実に目を向けることを手助けするのが認知行動療法の最初の流れである。

　その流れについて，Aaron Beck の体験をもとに解説することにしたい。Beck が 1960 年代初頭に認知行動療法のアプローチを提唱して，それが米国の精神医学に受け入れられるまでには 30 年近い年月を要している。その間，誰も耳を傾けてくれないことに悩んだ Beck は，本を出版して認知行動療法の考え方を広めようと考えて，有名な出版社に原稿を持ち込んだ。翌日，編集者から電話が入ったが，それは断りの内容で「面白い内容だったので一晩で原稿を読んだが，考え方に目を向けるという簡単な方法で気持ちが軽くなるとは考えられないので，出版することはできない」と言われたという。

　当然のことだが，そのとき Beck は，断られたという事実に落ち込んだという。このような状態になると「面白い内容だったので一晩で原稿を読んだ」という事実がまったく目に入らなくなって，気持ちはさらに落ち込んでいく。こうした状態を認知行動療法では "認知の偏り" と表現するが，それはこのように現実に起きていることの一部だけに目を向けていることを意味している。

　こうしたときに Aaron Beck が重視するのが，distancing と彼が呼んでいる姿勢だ。つまり，自分の置かれている現実から距離をとって現実を見つめ直す。そうすれば，よくない現実だけでなく，よい出来事も目に入ってきて，少し気持ちが軽くなり，次に向けての工夫を考える余裕ができてくる。こうした対応が適切にできるようになるためには，感情の動きにきちんと気づけることがまず大切になるのである。そうすると，困った現実の中にヒントが隠されていることに気づけることが多い。編集者は「気持ちが軽くなるとは考えられない」と言っているが，それは決めつけでしかない。だからといって「気持ちが軽くなる」というのも決めつけでしかない。だとすれば，確かめてみればよいではないかと考えてマニュアル（Beck et al., 1979）を作成し，ランダム化比較研究を用いた効果研究という精神療法の世界では革命的とも言える先駆的な試みを始めたのだろう，と私は考えている。これが認知行動療法で重視する行動実

験であり，この一連の流れこそが認知行動療法そのものであると私は考えている。

　ちなみに，このときの原稿はその後，『認知療法：精神療法の新しい発展』（Beck, 1976）として出版され，多くの人に読まれることになった。そして，認知行動療法の効果がさまざまな効果研究を通して実証され，世界的に活用されることになった。

　さて，Aaron Beck が出版を断られたときに落ち込んだと書いたが，そのように落ち込んだとき，私たちは自分自身，周囲との関係，将来の３つの領域で悲観的に考えるようになることを Beck は明らかにして，それを否定的認知の３徴（negative cognitive triad）と呼んだ。つまり，私たちは落ち込んでくると，自信をなくして自分を責めるようになり，周囲から厳しい目で見られていると考え，将来に対して悲観的なってくる。

　その結果，うつ状態の人は自分の世界の中に閉じこもってしまうようになるが，これを「こころの冬眠状態」と比喩的に表現されることがある。厳しい現実から身を守るために，動物が冬眠をするように，自分の世界に閉じこもるようになるのである。

　不安なときには，危険を現実以上に大きく考え，自分の力や周囲からの支援を過小評価するようになってくる。こうした考えは，油断しないで危険に対処するために必要なことではあるが，こうした傾向が強くなると，自信を失い，本来もっている力を発揮できなくなる。そして，うつ状態のときと同じように厳しい現実を回避するようになる。

　このように現実から目を逸らすのは，「これ以上傷つきたくない」と考える自己保存本能が働いているからだと考えることができる。しかし，そうした考えに縛られると，結局は現実の問題から目を背けることになり，問題に対処できないで時間が過ぎることになる。そうすると，ますます自信を失い，不安が続くことになる。

Ⅳ　現実を確認して認知の適切さを判断する

　認知行動療法は「考え方のクセを変える」方法だと言われることがよくある

が，これは必ずしも正しくない。「考え方のクセ」などそう簡単に変わるわけではなく，このように言われるとまるで自分の性格まで否定されたように感じる可能性さえある。私たちはそれぞれ自分特有の考え方をするのは事実だが，それが効果的に働く場合もあれば，逆効果になる場合もある。

「白黒思考」につながる完璧主義は，物事をきちんと進めるためには大切だ。しかし，それが行き過ぎると自分を縛って自由な発想ができなくなる。「べき思考」は，極端になると現実に合わせた柔軟な対応ができなくなるが，困った状況で頑張るためにはとても役に立つ考え方だ。認知行動療法が目指すのは，その人がもっている考え方の特徴を否定することではなく，その特徴をいかしながらその人らしく生きていけるように手助けすることだ。

そのために認知行動療法では，現実に目を向けて情報を収集することを何よりも大切にする。情報処理のプロセスに焦点を当てて問題解決能力を高め，症状を軽減させる手助けをすることだ。もっとも，それは言うのは簡単だが，実際に実行するのは結構難しい。なぜなら，よくないことを考えたときに，それが間違っているとは限らないからである。

認知行動療法の説明で，職場で他の人たちが食事に行くときに声をかけてもらえず，「自分は嫌われているんだ」と考えて落ち込んでいる人の例が紹介されることがある。そのときに，「自分が嫌われている」と決めつけないで，「仕事が忙しいから気を遣ってくれたんだ」としなやかに考えるように進めるのが認知行動療法だと説明されていたりする。

しかし，「嫌われている」と考えるのが決めつけなら，「気を遣ってくれた」という考えも根拠のない決めつけで，しなやかな思考とは言えない。逆に，実際は嫌われているのに「気を遣ってくれた」と考えて行動してしまうと，空気が読めない人間だと周囲の人から考えられてますます関係が悪化する可能性がある。後で，嫌われていると気づいて，さらに傷つく可能性もある。ここでは，その両方の可能性を考えて「誘ってもらえなかった場面」からちょっと距離を置いて現実に目を向け，どのようにすれば自分にとって望ましい現実に近づけるかを考える，それが認知行動療法で言うしなやかさだ。

ただ，このように現実に目を向けるのが難しいのは嫌われている可能性が十分に考えられるからである。そうしたよくない可能性を否定できないときに現

実に目を向けるように勧められても，すぐにその気にはなれない。しかし，そうしたときに誰かと一緒だったら，現実に目を向けようという気持ちになる可能性が高くなる。信頼できる人の存在は，とても大きな力になる。一人で行動するのが大変なことでも，信頼できる人と一緒だと，取り組もうという気持ちになることが多い。

　こうしたときに，治療者は患者の気持ちに共感し寄り添いながら現実に目を向けるのを手助けしていく。こうした治療者の態度は認知行動療法だけでなく，精神療法一般に重要視されることであるが，そうしながら認知行動療法では問題解決を妨げている認知や行動に目を向けていくようにする。そうした作業を助ける治療者の関わりについて，もう少し詳しくみていくことにしよう。

　このように認知行動療法の治療者は，そのように困った問題に直面したときに，そばに一緒にいて力になっていく。もちろんそれは心理的にそばにいるという意味で，物理的にいつも一緒にいることではない。認知行動療法の治療者は，問題に立ち向かうプレイヤーになることはできない。現実に目を向け，問題に取り組むことができるのは，悩んでいるその人だけである。認知行動療法の治療者は，あくまでもそばで的確な声援を送る応援団であり，解決のヒントを適切なタイミングで伝えるコーチのような存在である。

　こうした治療者の態度を，認知行動療法では協働的経験主義と呼んで尊重する。悩んでいる人が現実生活の中で経験を通して気づきを深められるように，一緒に問題に取り組むという姿勢を表現した言葉である。治療者がこのような態度で接することで，悩んでいる人は現実に目を向け，自分なりの工夫を重ね，問題に対応できる力を伸ばしていけるようになる。

　ここでもう一つ，認知行動療法を進めていく上できわめて重要なことがある。問題にきちんと目を向けるだけでなく，その先の展望にも目を向けておく必要があるという点である。目の前の問題にとらわれてしまうと，そこに巻き込まれてしまって，それがすべてのように思えてくる。そうすると，目の前の問題に上手に対処できたかどうかで一喜一憂してしまって，先に進めなくなる。目の前の問題にうまく対処できなくて失敗したからといって，すべてがダメになるわけではない。そこでくよくよ思い悩むより，その失敗から新しいことを学んだり気づいたりして，その先，発展していけることの方がずっと大切

だし，その後に生かすことができる。

　もう一度，Aaron Beck が出版を断られた場面を例に挙げて考えてみよう。
Beck が出版を断られてがっかりしたと書いたが，少し距離を置いて考えてみ
れば，出版できるかどうかは二次的な問題だと気づけたはずだ。彼が願ってい
たのは，自分の考えを世の中の人たち，特に専門家に受け入れてもらえること
であり，書籍の出版はそのための手段でしかない。ところが私たちは，出版し
てもらえるかどうか気になっていると，それが第一の目的のように考えてしま
い，出版を断られるとすべてがダメになったように思い込んでしまいやすくな
る。そうしたときに，本来の目標を意識できると，目の前で起きている問題が
相対的に小さく思えるようになり，その問題に冷静に対処できるようになる。

　こうしたことから，認知行動療法では，目の前の短期的な目標と長期的な本
来の目標の両方を意識できるように患者を手助けしていく。そして，目の前の
問題はもちろんだが，それだけでなく，その後にどのような方向に進もうとし
ているか，先の展望を視野に入れて問題に対処できるよう支援していくのであ
る。そうすると，問題に圧倒されすぎずに自分の力を発揮できるようになる。

V　症例の概念化──全人的患者理解を大切にする認知行動療法

　認知行動療法が表面的な治療法ではないかと批判されることがあるが，それ
は認知行動モデルにのみ焦点を当てる治療者がいるからである。たしかに認知
行動療法で認知行動モデルは重要であるが，それと同時に患者を一人の人とし
て見立てる姿勢がそれ以上に重要である。つまり，認知行動療法を実践する際
には，患者が抱えている悩みや症状，その症状の誘因や維持要因，その背景に
ある生まれ育ちと同時に，その人がもっている人間としての強みや長所，レジ
リエンスにも目を向けて全人的に理解していく必要がある。

　そうした患者理解を症例（事例）の概念化・定式化（case formulation, case
conceptualization）と呼ぶが，こうした治療的姿勢は認知行動療法だけでなく，
精神医療の治療論としても重要である。カテゴリー診断ばかりが注目されがち
である米国精神医学会の『精神疾患の診断・統計マニュアル第5版（DSM-
5）』も，第Ⅰ部で症例の定式化の重要性を指摘し，第Ⅱ部で挙げられている診

断分類は診断の一部でしかないことを強調し，その上で，「症例定式化の最終目標は，利用可能な経過上の診断に関わる情報を使って，精神症状に苦しむ人の文化的，社会的文脈に基づいた包括的な治療計画を構築することにある」と記している（APA, 2013）。

症例（事例）の概念化・定式化と呼ばれる全人的な理解が重要なのは，治療を治療者の自己満足に終わらせるのではなく，患者のために役立てるためである（大野，2014）。Kuyken らは，症例の概念化についてまとめた著書（Kuyken et al., 2011）の中で，ギリシャ神話の中のプロクルステスのベッドのエピソードを紹介している。プロクルステスは，山の中で宿屋を経営していた悪者で，宿泊客をベッドに寝かせて，ベッドから脚がはみ出せば脚を切り落としてベッドに合わせ，ベッドの端まで脚が届かなければ脚を引きちぎってベッドにあわせて命を奪ったという。

この逸話を Kuyken らが紹介したのは，私たち治療者が，ともすれば自分の理論や経験に縛られて，精神症状に苦しむ人を自分の思い込みに合わせようとすることが少なくないからである。私たち治療者は，無意識のうちにプロクルステスになってしまって，ストレス症状に苦しむ人の人となりに目を向けないまま，精神症状や精神疾患としての診断名にこだわったり，精神症状に苦しむ人の不安を顧みないで特定の治療を勧めたりする可能性がある。

精神症状は悩んで相談に来た人の存在の一部でしかない。したがって，症状だけに目を向けて診断したり，治療法を一方的に押しつけたりしても，その人の助けにはならない。ストレス症状や精神症状は，その人の人となりや環境との相互作用を抜きにして語ることはできない。DSM-5 が導入部で指摘しているように，患者を理解し治療するためには，いわゆる症状だけでなく，その人の社会的なあり方や人間としての生き方を理解する "みたて" ないしは症例（事例）の概念化・定式化が不可欠である。

そのときに，その人がもっている長所，レジリエンス，そして人間関係など，人間としての強みにも目を向けることを忘れないようにする。患者が直面している問題を解決するためには，患者自身の力を生かすようにすることが不可欠だからである。また，このように精神症状に苦しむ人の力を信頼する治療者の姿勢は，自分は無力だという患者の認知を修正し，自信を取り戻すきっか

けになり，自分を信頼して見守る保健・医療スタッフに対する信頼感を高め，それが効果的な治療や支援につながってくる。

この"症例（事例）の概念化・定式化"は，認知行動モデルを含んでさらに広い視点から悩みを抱えている人を理解するもので，面接や相談を開始した初期の段階でまとめ，面接が進んで情報が増えて相談者への理解が深まるにつれて改訂していくようにする。治療者は，こうした理解をもとに治療計画を立て，面接を進めるが，そうした理解と方針は患者や支援者にも伝え，一緒に全体の方向性を考えていくようにする。

Ⅵ　認知行動療法における治療関係の重要性

認知行動療法は認知だけを話題にして治療関係を積極的に取り扱わないと言われることがあるが，これもまた誤解である。認知行動療法では，ほどほどの陽性転移は取り扱わないが，それが強くなりすぎた場合や，いわゆる陰性転移が強くなって治療関係が不安定になったりした場合には，それを話題として取り上げる。

そもそも，安定した治療関係が治療の経過に好ましい影響を与えることはさまざまな研究で明らかになっている。そのことは認知行動療法でも十分認識されていて，認知行動療法の質を評価する国際的な尺度である認知療法尺度（Cognitive Therapy Rating Scale：CTRS）でも，いわゆる非特異的要素が多くを占めている。CTRS は Aaron Beck と Jeffry Young が開発したもので，面接の録画ないしは録音をもとに，①アジェンダ，②フィードバック，③理解力，④対人能力，⑤協働作業，⑥ペース調整および時間の有効使用，⑦誘導による発見，⑧重要な認知または行動への焦点づけ，⑨変化に向けた方略，⑩認知行動的技法の適用，⑪ホームワーク，の 11 項目を 0 点～ 6 点の 7 段階で評価するものである。このうちの半数以上の項目，つまり①から⑥までがいわゆる非特異的要素を評価する項目になっていて，認知行動療法では，専門家として患者の話に耳を傾け，共感し，理解し，協働作業を進めていく治療者の態度が，認知行動療法特有の技法と同じように重要視されていることがよくわかる。

例えば，治療者は患者とともに話し合う具体的な課題（①アジェンダ）を決

め，患者から話を引き出し（②フィードバックをとる），患者の話をきちんと理解しなくてはならない（③理解力）。その際に治療者は，患者の話に十分に耳を傾け，その考えや気持ちに共感し，患者と力を合わせて治療を進めていくようにする。その際に治療者が，患者が言葉で表現したことだけでなく，その背景に隠されている考えや気持ちにまで目を向ける。

　このとき治療者には，人としてきちんと患者に向き合う力（④対人関係能力）が求められる。治療者は，患者に人間的な関心をもち，気持ちを思いやり，専門家として信頼できる態度で接する。患者の言葉に耳を傾け，患者の提案を治療の中に取り入れる努力をする。時には，ユーモアのある言葉かけをして，その場を和ますこともある。

　こうした人間的な触れ合いによって患者の気持ちが和らぎ孤立感が薄らいでいく。「どうせ誰にもわかってもらえない」という思い込みから解放されて，冷静に現実に目を向けられるようになってくる。だからといって，患者の希望を一方的にかなえてしまうのは好ましいことではなく，専門家として必要なことは，厳しい内容であっても，きちんと患者に伝えるようにする。それは，患者の力を信じる治療者からの非言語的なメッセージでもある。このように言葉以外のやりとりでも，認知は自然に修正されてくる。

　認知行動療法では，患者と治療者と双方向的な協働関係を基盤に，患者と治療者がストレスに対処する姿勢を重視する（⑤協働作業）。これを可能にするために，治療者は治療目標を患者と共有し，温かく共感的な態度を保ちつつ，患者の希望と治療者の専門的な判断とのバランスをとりながら，その時々の患者の状態にあわせて方略（スキル）を柔軟に使い分けていくようにする。こうした人間的関わりの基礎があって初めて，認知行動療法特有のスキルが生きてくる。

　良好な治療関係のためには安定した治療構造も大切である。それは物理的な治療構造だけでなく，心理的な治療構造でもある。

　認知行動療法の治療者は毎回，使える時間をできるだけ有効に使って，患者の気づきを助けていく。そのためには，面接の構造化やペース配分，時間の使い方が大切になる。短時間でも効果的な面接を行うために，治療者は，患者の理解度や吸収度を判断しながら，大切な課題（①アジェンダ）を取り上げ，そ

の患者にあったスピードで面接を進めていくようにする。45分ないしは50分の定型的な認知行動療法では原則として5分以内（遅くても10分以内）にアジェンダを設定する。

次に，20〜30分間アジェンダについて話し合い，残り10分でまとめとフィードバック，という枠組みを守って，45分〜50分でセッションを終わるようにするが，この「導入・話し合い・まとめ」という構造は，5分，10分の短時間の診察でも意識しておくと役に立つ。

Ⅶ　面接の基本形──導入・話し合い・終結

認知行動療法がマニュアル化されていることから，そのマニュアルに沿って型どおりに面接を進めれば認知行動療法の効果を得ることができると誤解されることがある。たしかに認知行動療法にはマニュアルがあるが，これはあくまでも型の提示であり，面接の進め方のガイドである。

型やガイドがあれば，私たちは大きく道を踏み外すことはない。基本形がわかっていれば，あまりに型から外れた面接をしないですむし，臨床的に必要で型から外れてもそれを意識して行うことができる。

その一方で，うつの認知行動療法では患者の状態に応じた話の展開を重要視する。特に，アジェンダ設定は，認知行動療法が効果的に行えるかどうかを左右する。認知行動療法では，セッションごとに話し合う課題（アジェンダ）を決める。アジェンダ設定は，セッションの導入部で，抑うつ尺度，前回のセッションと生活，ホームワークの振り返りをした上で，そうした情報全体を参照しながら概念化に基づいて行う。そのときに，患者の主体性を尊重しながら決めていくことはもちろんであるが，それと同時に，どのような方略を用いるかを想定してアジェンダを決め，それに沿って話を進めていく。

このときに注意しないといけないのは，アジェンダ設定は，方略（スキル）を決めることではないという点である。時に，治療者がそのセッションで使うスキルをあらかじめ決めておいて，患者の状態や出来事に関係なく一定の方略（スキル）を使う練習を押しつけることがある。また，治療者によっては，いつも同じ用紙を渡してドリルのように練習させることがある。しかも，面接場面

だけで納得させようと「認知のゆがみ」を盾に治療者の解釈を患者に押しつけることがあるが，これはまったく間違いである。

　マニュアルで取り上げられている基本形はあくまでもガイドであり，そのときにどのような方略（スキル）を使うかは，患者の状態を見ながら，そして症例の概念化に基づきながら柔軟に決めていく必要がある。その意味でも，認知行動療法は，きわめて高度な臨床判断を必要とする柔軟な治療法なのである。つまり，実際の臨床では，その時々の課題や患者の気づき，治療者の理解に応じて方略（スキル）を選択し，そこで使った方略（スキル）の目的などを言葉に出して説明することで，患者がそれを自分のものにできるようにする。

　認知行動療法では，患者の気づきが広がり深まるように手助けしていくが，そのときの関わり方を「⑦誘導による発見」と呼ぶ。つまり，治療者は，患者を一方的に説得するのではなく，患者が体験を通して理解したり問題を解決したりできるように，手助けしていく。患者が思い込みのために可能性を狭めていることはないか，いまの行動が問題を解決するのに役立っているのか，いま体験していることを現実以上に大きな問題だと考えていないか，自分の力や周囲からの支援，将来の可能性を否定的に考えすぎていないか，逆に役に立つ工夫をしているのに自覚していないことはないかなど，実生活の体験を通して気づけるようにしていくのである。

　このとき治療者はまず，焦点を当てる認知／行動を同定し患者と共有する。そして，患者がどのように問題を解決しようとしたかを聴き，患者の工夫を生かせる場合には　問題解決を妨げている認知または行動を一つ明らかにして，患者と共有する。この作業は，アジェンダ設定と並行して行うが，問題解決を妨げている認知または行動を患者と共有できると，その後の作業がスムーズに進むようになる。

　次に，焦点を当てた認知または行動を修正するのに最も適切な認知行動スキルを"一つ"選択する。一般に，抑うつ症状が強いときには落ち着いて考えることができないので，行動活性化や問題解決技法などの行動的色彩の強いスキルを使う。そして，患者が落ち着いて自分の考えを振り返ることができるようになってから，認知再構成法などの認知的色彩の強いスキルを使うようにする。

認知行動療法は，問題解決志向的アプローチであるが，そのときに現実の問題とこころの中で作られた問題を切り分けると対処法を見つけやすくなる。つまり現実の問題がはっきりしているのであれば，考えを切り替えるのでなく，その問題を具体的に解決するスキルが役に立つ。その中で，考えすぎのところがあれば，それに対しては考え方を切り替えるスキルの方が役に立つ。

　例えば，一方的な上司に困っているときに，「上司の性格は変わらないから，どうしようもない」と考えたとする。「上司の性格は変わらない」というのは事実であるが，「どうしようもない」かどうかは，解決策を講じて確かめてみないとわからない。つまり，「どうしようもない」という考えについては，その考えを現実的な方向に切り替えられるように，手助けする必要がある。

　しかし，一方的な上司にどのように対応するかは，問題解決スキルやコミュニケーションスキルを用いて問題解決を図る必要があるかもしれない。その場合は，人事に相談したり，他の上司に相談したり，仲間と話し合ったりするなど，患者が具体的に対応策を考えていけるように手助けしていく。

　このように問題解決に取り組む場合には，治療者が心理的に寄り添いながら，一緒に現実に目を向け，患者が気づきを深めていけるように手助けをする。認知行動療法というと考えにばかり目を向けようとすることがあるが，まず共感的に気持ちに寄り添うことが何よりも大事である。患者は，気持ちに寄り添えてもらえていると実感できていなければ，現実に目を向けていこうという気持ちにはなれない。

　また，現実に目を向けて気づきを深めていけるようになるためには，患者本人が考え，体験し，気づいていけるようにならなくてはならない。こうした関係を協働的経験主義と呼ぶが，これは，患者が治療者の手助けを受けながら，経験を通して気づきを深めていくという意味である。したがって，治療者は，成果を焦りすぎて説得口調にならないように注意しなくてはならない。人間の考えや行動は簡単には変わらない。面接の中で患者が納得できていない場合には，ホームワークを活用しながら，患者が実生活の中で体験を通して気づきを深めていけるように手助けしていく。

　認知の修正は，こうした経験の中から生まれてくることが多い。頭の中だけで考えを切り替えようとしても，簡単にできるものではない。認知行動療法

は，考えを切り替えるように治療者が一方的に教え指導する面接法ではなく，行動を通して経験して気づきが生まれ，考えが修正されてくる。そのためには，面接で話し合ったことを日常生活にもち帰って確認するホームワークが大事になる。

　そこで，面接の終盤では，患者の気づきに耳を傾けながら簡単に今回の面接内容をまとめ，その中で使った認知行動スキルと目的／意義を言葉にして患者と共有する。今回の面接でどのような問題を取り上げ，その問題を解決するためにどのようなスキルを使い，それがどのように役立ち，それにどのような意味があったかを，患者と一緒に簡潔に言葉でまとめるようにする。

　このように体験を言葉にすると頭に残りやすくなり，学習効果が高まる。また，そこで学習したことを実際の生活の中で実践し確認することができれば，さらに学習効果が強化される。これがホームワークである。ホームワークというのは，その面接で話し合ったり学んだりしたことを日常生活に応用したり，気づきを深めたりするためのものである。考え方や受け取り方が変わるのは，肌で感じながら体験を通して気づきを通してであり，ホームワークはセッションを日常生活の中に拡大するものである。したがって，ホームワークを上手に使うことができれば，セッション間のつながりが生まれ，患者が肌を通して気づき，問題対処法を身につけることができるようになる。

　誤解されやすいが，ホームワークは，画一的に活動記録表やコラムを「宿題」としてやってこさせるものではない。機械的に活動記録表やコラムをホームワークとするのは間違いで，結局は実践されないまま終わってしまうことになる。ホームワークを出すときには，それが患者にとってどのような意義があるかを，患者と共有するようにする。その上で，それをいつ，どこで，どのくらいの頻度，どのくらいの時間をかけて行うかを患者と一緒に決める。そのとき，実施可能性が高いホームワークを選ぶことが大切で，実施する自信がどの程度あるかを患者に尋ねるようにする。もし実施が難しいようであれば，より簡単なものに変えたり，実施可能性を高める手立てを考えたりするようにする。

　次回の面接では，必ずホームワークを話題にするようにする。そうすることで，保健・医療スタッフがホームワークを重視していることを患者に伝えることができ，患者がホームワークで気づいたことを振り返り，自分に役に立つ形

第1章　認知療法・認知行動療法　*31*

でまとめることができる。

　面接の最後に，面接で気になったことや疑問に思ったことがないかどうかを患者に尋ね，疑問があれば簡単に説明して面接を終了する。

Ⅷ　認知行動療法の普及に向けて

　熟練した医師が行う，うつ病に対する認知行動療法が診療報酬の対象となってはいるが，認知行動療法を行える治療者の数は不足していて，アクセスの地域差が大きいことは，認知行動療法の大きな課題である。認知行動療法は，時に簡単な精神療法と誤解されることがあるが，他の精神療法と同様に，きちんと身につけるためにはスーパービジョンが不可欠である。

　そこで2011年度から厚労省によるうつ病の認知行動療法研修事業が開始されたが，これは日本の精神医療にとっては新しい発展であった。精神療法を講習会や本で勉強するというのは，運転免許に例をとれば，講習を受けただけで単独での路上運転を許可するようなもので，危険きわまりない。他の運転手の操作を見ただけで運転できるようになることも考えられない。運転免許の取得には，講習を受けた後は教官の指導のもと，教習所内での，そして路上での実技練習が不可欠である。

　人を対象に行う精神療法の場合，自動車とは比べものにならないくらいの丁寧な配慮が必要であり，指導者から実地での個別指導，つまりスーパービジョンを受けることは，認知行動療法に限らず精神療法を身につけていく上で必須と言ってよい。厚労省の認知行動療法研修事業では，一定の臨床経験と技能を有している治療者を対象に，まず厚生労働科学研究「精神療法の実施方法と有効性に関する研究」で効果を検証したうつ病の治療マニュアルに準拠したワークショップを実施し，それに続いて面接の録音に基づく個人スーパービジョンを実施する。

　このようにして認知行動療法の治療者の育成が続けられているが，それには時間がかかり，希望する患者に認知行動療法を提供するにはほど遠い状態が続いている。そこで，こうした課題を解消するために，Nakaoら（2018）は，従来の認知行動療法（Nakagawa et al., 2017）より治療期間を短縮化させ，3カ月間，

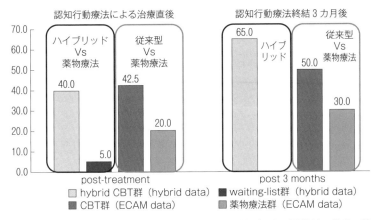

注）ECAM 研究（定型的 CBT）（Nakagawa et al., 2017）は，8 週以上の抗うつ薬治療で反応しなかったうつ病患者を対象としている。Hybrid 研究は，6 週以上の抗うつ薬治療で反応しなかったうつ病患者を対象としている。

図 1 - 3　ハイブリッド認知行動療法，従来型認知行動療法，薬物療法の比較

週 1 回 45 分の面接を行うハイブリッド認知行動療法[*1]の効果を検証した。

　研究対象は，抗うつ薬を 6 週間以上服用しても中等度のうつ病症状を認める 20 - 65 歳のうつ病の外来通院患者 40 名で，それまでの治療をそのまま継続する TAU（通常治療）群と，TAU にハイブリッド認知行動療法（ブレンド認知行動療法）を併用した群にランダムに割り付けた。なお，薬物治療のみを受けた患者は，介入期間の 3 カ月を経た後にハイブリッド認知行動療法を受けた。

　その結果，ハイブリッド認知行動療法を受けた 40 名全員は脱落なく 3 カ月間の全プログラムを完遂した。しかも，ハイブリッド認知行動療法を受けたグループでほぼ無症状になった（寛解）人の割合は，介入終了直後が 40％，3 カ月後には 65％まで上昇した。一方，薬物療法グループにおいてほぼ無症状になった患者の割合は，介入終了直後は 5％であった（図 1 - 3）。なお，薬物療法グループの方は，その後ハイブリッド認知行動療法を受けたので 3 カ月評価は受けていない。この結果は，従来の 4 カ月間の対面式認知行動療法より 1 カ

---

*1　従来の対面式認知行動療法と認知行動療法活用サイト「こころのスキルアップ・トレーニング（大野裕監修）」（http://cbtjp.net）を併用するコンピュータ認知行動療法プログラムを併用したもの。

月間治療期間を短縮したハイブリッド認知行動療法の有効性を示すものである。

　こうした結果が得られた要因として，ハイブリッド認知行動療法では，患者の抱える問題を絞りこみ診立てを行う作業と治療者・患者の治療関係の構築に重点を置くことができ，コンピュータを活用した認知行動療法プログラムでは，認知行動療法のスキル実践に重点を置くことができることから，認知行動療法の初学者にとっても効果的な治療を実施しやすかったことが挙げられる。また，患者が医療機関での治療者との認知行動療法の面接に加えて，自宅でコンピュータ認知行動療法プログラムにアクセスし予習・復習をすることでより効率的に治療を行えたことも，効果を高めた要因であると考えられる。

　こうした結果は，ハイブリッド認知行動療法を用いることで比較的初心者でも安心して認知行動療法を実施できる可能性があることを示唆するものである。こうした特徴は，今後の精神療法のより効果的な学習法を開発できる可能性を示唆するものといえ，例えば，認知行動療法の学習では，①座学による研修，②ハイブリッド認知行動療法を利用しつつ関係性の構築と概念化の能力を高める研修，③『簡易型認知行動療法実践マニュアル』（大野・田中，2017）専用サイトに収載されている面接振り返りプログラムを用いたスキルの選択能力を高める研修，④スーパービジョンによる実践的研修，といった段階的な研修の効果的な活用法が考えられる。この他に，インターネットを用いた認知行動療法は，遠隔医療でも活用できる可能性もあり，今後ITCを活用した精神医療が発展すると考えることができる。

IX　認知行動療法と薬物療法の併用

　わが国でうつ病の認知行動療法が注目され始めた当初は，薬物療法を使わないでうつ病の治療ができると極端な言われ方をすることもあったが，そうした誤解は徐々になくなってきた。そして，前述の認知行動療法のランダム化比較試験のように，薬物療法に認知行動療法を上乗せすることでより効果的な治療が可能になることが明らかになるなど，薬物療法と認知行動療法の併用療法の重要性が認識されるようになっている。

前述した厚労省のうつ病の認知行動療法研修事業では，治療を受けた患者の診療録の調査を行い，16回の認知行動療法を実施することで抗うつ薬と抗不安薬の処方量が有意に減少することが明らかになっている。対象患者は92名，平均年齢41.5歳，BDI 25.2であり，女性70.0%であった。担当した治療者は70名，平均年齢40.4歳，臨床歴11.7年，CTRS（認知療法尺度）30.5で，男性74.3%であった。

　調査の対象とされた項目は，16回の認知行動療法施行前と施行後，および終了3カ月後の抗うつ薬，抗精神病薬，抗不安薬・睡眠薬および気分安定薬の用量と種類，ベックうつ病重症度（Beck Depression Inventory：BDI），治療者の認知療法評価尺度（CTRS），その他年齢などの背景情報である。処方量はWHOの算定するDefined Daily Dose（DDD）に基づいて等価換算した。

　その結果，抗うつ薬の平均用量は，CBT施行前，16回終了後，3カ月後でそれぞれ0.93，0.82，0.73であり，認知行動療法施行によって有意に変化しており（ANOVA，p＝0.007），抗不安薬も同様の変化が確認された（0.87，0.69，0.66，p＝0.001）。BDIも認知行動療法終了後は平均16.1で37.2%の改善率が得られたが，抗うつ薬ならびに抗不安薬の減少と改善率の間に有意な相関は認められなかった。こうした所見は，うつ病の治療で薬物療法に認知行動療法を上乗せすることで，抗うつ薬や抗不安薬の処方量が減少することを示唆するものである。

　また，認知行動療法を身につけることで，より効果的な薬物療法が可能になるデータも得られている。先に紹介した従来型認知行動療法の効果研究とハイブリッド認知行動療法の効果研究の結果から，薬物療法について興味深い所見が得られている。ハイブリッド認知行動療法の効果研究で薬物療法だけを受けたwaiting-list群の患者の改善率が5%にすぎなかったのに対し，従来型認知行動療法の効果研究で薬物療法だけを受けた患者の改善率が20%と高くなっている。両群とも同じように抗うつ薬だけを飲んでいるので効果は同じになるはずであるが，こうした違いが生じた背景には，処方を担当した医師の違いが影響している可能性がある。ハイブリッド認知行動療法研究で薬物療法を担当した精神科医は経験の少ない若手だったのに対して，従来型研究で薬物療法を担当した精神科医は認知行動療法にも長けた熟練した医師だった。

第1章　認知療法・認知行動療法　35

このことから，同じ薬物療法でも医師によってその効果が違ってくることと，認知行動療法を身につけていると薬物療法の効果も高まることが期待できると考えられる。薬物療法のような生物学的治療は，心理社会的背景や処方医の影響を受けず一定の効果が期待されると誤解されることがあるが，必ずしもそうではない可能性をこの研究結果は示唆している。こうした所見からも，今後，認知行動療法教育が優れた精神科医の育成に貢献できる可能性が高いと考えている。

X 医療場面以外での活用可能性

認知行動療法は常識の精神療法と呼ばれるように，そこで使われる技法は，われわれが日常生活の中で意識しないで行っているストレス対処法を使いやすくまとめたものである。こうしたことから，定型的認知行動療法（high-intensity CBT）の効果を保ちながら人的負荷を軽減した簡易型認知行動療法（low-intensity CBT）が医療場面を超えて，さまざまな領域で使われるようになっている（大野・田中，2017）。

例えば，地域では周産期のうつ病対策や自殺対策で活用され，国の大型研究「自殺対策のための戦略研究」の地域介入研究 NOCOMIT-J（Ono et al., 2013）では，認知行動療法を使ったこころの健康活動が取り入れられた。職域では復職支援や社員研修，教育機関では生徒・学生（Sekizaki et al., 2017）や教師（Oishi et al., 2018）のこころの健康教育などに認知行動療法が取り入れられている。例えば，職域では，社員に対する 120 分〜150 分の集合研修を行った後，認知行動療法活用サイト「こころのスキルアップ・トレーニング」ウェブによる認知再構成の自己学習を 1 カ月間行った場合の効果が報告されている。

職場の全社員 213 名を無作為に 2 群に分けた Kimura ら（2015）の研究では，84 名が 120 分の集団研修に参加し，そのうち 79 名がウェブによる自己学習を行った。その結果であるが，ITT 分析を行ったところ，仕事のパフォーマンスに関する自己評価が介入群で有意に増加していたことのほか，認知の柔軟性が増す可能性を示唆する所見も得られた。この研究で特徴的なのは，抑うつ不安尺度の K6 が 4 点以下のいわゆる健常人に対して行った介入で，こうした効果

が認められた点である。

一方, Mori ら (2014) は, 介入前に K6 の評点が 5 点以上の, 軽度の抑うつ不安が認められた群を抜き出して検討している。この研究では, 職場の全社員 168 名を対象に, 無作為に抽出した対象者には 150 分の集団研修が行われ, その後 1 カ月間ウェブを用いた自己学習が課せられた。その結果, 研修終了直後と 6 カ月後ともに有意な改善が認められた。さらに, 研修終了 6 カ月後では, 集団研修を受けただけでウェブによる自己学習を行っていなかった群に比べて, ウェブによる自己学習を行った群で明らかな改善の持続効果が認められた。このことは, 単発の研修でも一時的な効果は期待できるが, 効果を持続させるためにはウェブなどの手段を用いて強化する必要があることを示している。

文 献

American Psychiatric Association (2013) *Diagnostic and statistical manual of mental disorders, DSM-5.* American Psychiatric Press. 高橋三郎・大野　裕（監訳）(2014) DSM-5 精神疾患の診断・統計マニュアル. 医学書院.

Beck, A. T. (1976) *Cognitive therapy and emotional disorders.* New York: International Universities Press. 大野　裕（訳）(1990) 認知療法――新しい精神療法の発展. 岩崎学術出版社.

Beck, A. T., Rush, A. J., Shaw, B. F. et al. (1979) *Cognitive therapy of depression.* New York: Guilford Press. 坂野雄二（監訳）(1992) うつ病の認知療法. 岩崎学術出版社.

Kimura, R., Mori, M., Tajima, M. et al. (2015) Effect of a brief training program based on cognitive behavioral therapy in improving work performance: A randomized controlled trial. *J Occup Health,* **57**(2), 169-178.

Kuyken, W., Padesky, C. A., & Dudley, R. (2011) *Collaborative case conceptualization: Working effectively with clients in cognitive-behavioral therapy.* Guilford Press. 大野　裕（監訳）(2012) 認知行動療法におけるレジリエンスと症例の概念化. 星和書店.

Mori, M., Kimura, R., Sasaki, N. et al. (2014) A web-based training program using cognitive behavioral therapy to alleviate psychological distress among employees: Randomized controlled pilot trial. *JMIR Res Protoc,* **3**(4), e70.

Nakagawa, A., Mitsuda, D., Sado, M. et al. (2017) Effectiveness of supplementary cognitive-behavioral therapy for pharmacotherapy-resistant depression: A randomized controlled trial. *J Clin Psychiatry,* **78**(8), 1126-1135.

Nakao, S., Nakagawa, A., Oguchi, Y. et al. (2018) Web-based cognitive behavioral therapy blended with face-to-face sessions for major depression: A randomized clinical trial. *J Med Internet Res*, **20**(9), e10743.

Oishi, S., Takizawa, T., Kamata, N. et al. (2018) Web-based training program using cognitive behavioral therapy to enhance cognitive flexibility and alleviate psychological distress among schoolteachers: Pilot randomized controlled trial. *JMIR Res Protoc*, Jan 26; **7**(1), e32.

Ono, Y., Sakai, A., Otsuka, K. et al. (2013) Effectiveness of a multimodal community intervention program to prevent suicide and suicide attempts: A quasi-experimental study. *PLoS ONE*; **8**(10), e74902.

大野　裕 (2014) 精神医療・診断の手引き——DSM-III はなぜ作られ，DSM-5 はなぜ批判されたか．金剛出版．

大野　裕・田中克俊 (2017) 保健，医療，福祉，教育に生かす 簡易型認知行動療法実践マニュアル，ストレスマネジメントネットワーク．きずな出版．

Sekizaki, R., Nemoto, T., Tsujino, N. et al. (2017) School mental healthcare services using internet-based cognitive behaviour therapy for young male athletes in Japan. *Early Interv Psychiatry*, **13**(1), 79-85.

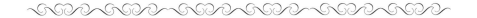

ふと思うこと

　毎日の生活の中で私が大事にしている二つのエピソードを紹介しよう。

　そのひとつが，第18世中村勘三郎の「型を身につけてから，破るから"型破り"っていうんだよ！　型がなかったら"形無し"だ」という言葉だ。中村勘三郎は，移動中の車の中で何気なく聴いていた子ども電話相談室の無着成恭の「型があるから型破りができる。型がなければ形無しだ」という言葉にいたく感銘を受けて，このように言うようになったという。

　中村勘三郎は，徹底的に歌舞伎の型を稽古し身につけていった人だ。だからこそ無着成恭の言葉がこころに響いたのだと思う。この言葉について私は，歌舞伎の世界だけでなく，私たちが人生という大きな舞台の中でまず人として基本の型を身につけることで自分らしく生きていけるようになる，というメッセージだと理解している。

　自分らしく生きたいからといって，基本の型を無視するのは"自分勝手"でしかない。"自分勝手"にならないためには，基本の型を身につけることに加えて，相手の気持ちを思いやるこころのゆとりをもつこともまた大事だ。

　ある高名な禅宗の僧侶が檀家を訪れたときの話を別の僧侶から聞いたことがある。檀家の人たちはとても喜んで，ちらし寿司を振る舞った。檀家の人の精一杯の歓待の気持ちからだろう。そのちらし寿司の上にはちりめんじゃこがたっぷりと乗っていた。その僧侶は「ありがとう」と感謝の気持ちを口にしながら，殺生を禁じるという教えを守って，ちりめんじゃこを丁寧に取り分けながら，美味しそうにちらし寿司を食べた。

　その話を紹介した僧侶は，「何とバカなことをしたんだ」と厳しい口調で言っていた。ちりめんじゃこにも檀家の人のこころがこもっている。それなら，ちりめんじゃこも「美味しい」といって食べればよいではないか。「動物に命があるなら，植物にも命があるんだ。動物を食べないなら，植物も食べなきゃいいんだ」と，その僧侶は言いきった。

　マニュアルの時代に，ついマニュアルに縛られてしまう私たち。一方で，マニュアルの大切さを見失う私たち。日常生活でも，そして精神療法でも，大切にしたいこころのもち方をこの二つのエピソードは教えてくれている。

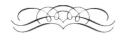

第二夜

精神療法を識る
――和と洋の邂逅――

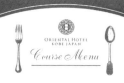

かんぱちのお造り
豚ヒレ肉の低温ロースト　山葵マヨネーズ
くみ上げ湯葉と蟹の銀あん
スモークサーモンの生春巻き　淡路玉ねぎドレッシング

真鱈の西京焼き　長芋のフリット

淡路鶏の炭焼き　がりおろし添え

穴子の炊き込みご飯

抹茶ムースとわらびもち

コーヒー　または　紅茶

Free Drink

ビール　ノンアルコールビール
赤ワイン　白ワイン　焼酎　日本酒　ウイスキー
カクテル（カシス・カンパリ・ライチ・ウォッカ・ジン）
オレンジジュース　グレープフルーツジュース
マンゴージュース　グァバジュース　ウーロン茶

❧ 間奏曲 2　Oleo ❧

作曲：Sonny Rollin

奏者：Oboe 竹本千彰　Piano 大森一宏

　2曲目の "Oleo" は 1954 年の作曲で，マイルス・デイヴィス（Miles Davis）が好んで取り上げるようになったことから広く知られるようになったと言われています。ある曲のコード進行に，別のメロディを付ける手法を「コントラファクト（contrafact）」といいますが，この曲はジョージ・ガーシュウィン（George Gershwin）の代表曲 "I Got Rhythm" を下敷きにした「リズム・チェンジ（rhythm change）」という手法が使われています。アップテンポな 3 拍子，メロディはエネルギッシュで野性的，印象的なパッセージはメロディーラインに勢いを与えてくれます。アドリブではさらにそのイメージは広がり，熱を帯び，赤く染まる大自然の荒野とそこに息づく動物たちの姿が頭をよぎるようです。　　　　　　　　　　　　　　　　　　　　　　　　　　　　　（竹本）

第2章

わたし流・和と洋の邂逅
――流派間の往復書簡，表現療法～森田療法との対話，
そして複雑性PTSDでの応用――

原田誠一

I　はじめに

　井上先生からいただいた"第二夜"のタイトルは，「精神療法を識る――和と洋の邂逅」。輸入文化である認知行動療法CBTとの邂逅～めぐり合いがどのような内実となるかは，個々人により千差万別である。私はCBTと出会いその特長を知る中で，「従来の臨床力を広げ高めうる内容を含んでいる」と判断し，既存の臨床の知との異同～補完性・相補性を検討しつつ，我流で学習～実践に励んできた（原田，2015）。その経緯を通して，CBTを含む精神療法各派が孤立しがちな現状を好ましくないと感じ，CBT以外の流派との対話を試みている。加えて，舶来のCBTをわが国の臨床課題に独自に応用する試行錯誤も行ってきた。

　「わたし流・和と洋の邂逅」と題する本稿では，はじめに自分なりに試みたCBT以外の流派との対話を紹介させていただく。次に，CBTをわが国の臨床課題に活用した例を述べる。

II　認知行動療法以外の流派との対話①
　　――「精神療法」誌での試み

　前述のように，CBT絶対主義的な構えをとっていない私の目には，精神療法の流派がタコツボ的に孤立しがちな状況が望ましくないものと映る。そし

て，こうした現状を変える契機を作れないものかと思案して，いくつかの試み
を行ってきた。

　そのひとつが，「精神療法」誌で企画・編集を担当した特集号「認知行動療
法をめぐる対話——これからの精神療法について語り合う往復書簡」(39 巻 4
号，2013 年)。この号の趣旨をお伝えするために，特集号の序文 (原田，2013) の
一部を再掲する。

　　……今回のテーマ「認知行動療法をめぐる対話——これからの精神療法について
　語り合う往復書簡」を取り上げた背景には，編者が抱いてきた積年のフラストレー
　ションがあります。屈託の内容を端的に述べれば，「精神療法が流派を超えた対話
　を避けがちな現状は，各流派にとって，さらにはクライエントにとって好ましくな
　い結果をもたらしている」となりそうだ。私見では，臨床家があるひとつの流派に
　基づくオーソドックスな実践をすれば（例えば，CBT を教科書通りに行っていれ
　ば），それで事足りるということにはならないのですね。私のような臨床の実務家
　にとっては，ある精神療法の流派は（絶対的というよりも）相補的な存在であり，
　他の様々な臨床の知（＝この中には，当然他の精神療法の流派による臨床の知も含
　まれます）との交流を，自らの中で日々行っているわけです。しかしながら，精神
　療法界では流派を超えた対話の姿勢を控える伝統が根強く，そのことが残念で奇妙
　な光景に映っていました。……

　この特集号では，CBT ～精神療法全般に関する自由なディスカッションを，
CBT とそれ以外の流派に属する 2 名の論者が往復書簡を交わす形式で行った。
本書収載論文の著者でこの号に寄稿してくださった方のお名前と表題を記す
と，井上和臣先生と生地新先生「精神分析との対話——生活史・感情・可視
化・不履行」，大野裕先生と林直樹先生「精神病理学との対話」，山中康裕先生
と原田「表現療法との対話」。

　新鮮で豊かな内容の往復書簡 9 編が揃い，読者は流派を越えた友好的で生産
的な対話を楽しむことができる。この特集号の企画趣旨は，Japan Psychotherapy
Week の趣意書にある「特定の学派に偏することなく各領域から演者を招き，
精神療法について広く討議し学ぶ」と重なる部分が多いこともあり，今回紹介

させていただいた次第である。

　このような交流の必要性と有効性を確信した私は，これ以降もいくつかの試みを行ってきた。次節以降で，二つの例を紹介する。

Ⅲ　認知行動療法以外の流派との対話②——表現療法との交流

　ここから，私が他の流派（表現療法，森田療法）と交流した別の例を記していく。はじめに紹介するのは，表現療法の山中康裕先生との対話。表現療法の泰斗・山中先生とは，前記の「精神療法」誌の特集号以外でも往復書簡を交わす機会に恵まれた。中山書店刊「外来精神科診療シリーズ」の『診断の技と工夫』巻で精神科診断を，『精神療法の技と工夫』巻で精神療法をテーマにしてディスカッションを行った。

　今回は「精神療法」をめぐる対話（原田・山中，2017）で，山中先生の著書『少年期の心——精神療法を通してみた影』（中公新書）を取り上げた箇所を引用する。この往復書簡では『少年期の心』で供覧されている３症例「犬嚙み道太８歳」「口無し太郎７歳」「赤頭巾庭子８歳」の表現療法に基づく治療経過を，CBT の立場から解析〜検討する試みを行った。まずは，原田の第二書簡「犬嚙み道太８歳」から。

● 「攻撃性退行から道づくりへ：犬嚙み道太<ruby>道太<rt>どうた</rt></ruby>８歳」の行動分析—表現療法で生じる特徴的な "曝露" と "認知再構成" をふまえた考察
　まずは道太君の章の冒頭を引用して，読者の皆さまに彼のプロフィールをお伝えしたいと思います。

　「ある先輩医師に呼ばれたので出向きますと，
　『今朝診察した男の子のことなんだがね，できたら君に<ruby>診<rt>み</rt></ruby>てほしいんだ。小児科に入院中らしいけどね。何でも，やたらと物を嚙むということで，こちらに紹介されて来たんだけれど，私の診た限りでは，どうも情緒が不安定な感じでね。ちょうど午後，君が子どもを診ている日だったから，午後にもう一度来なさいと言っておいたんだよ。小児科の病棟に連絡して，君の都合のよい時間に一度診てやってくれ

ないか』

　と言われたのです。」（3頁）

　犬噛み道太という風変わりな名前の由来は，「…先日など，帰り道，犬が吠えつ
いてきたのを，逆に道太の方が犬に噛みついたため，犬がびっくりして逃げていっ
た」（6頁）という仰天エピソードにあります。当時の道太君は，「『皆の嫌がること
を平気でやり，決まりや約束などを平気で破る』少年だったのです。そのため皆に
嫌われ，その結果友達も誰一人としていなくなった」（18頁）状態でした。
　道太君の治療〜表現療法は，主に遊戯による「道（高速道路）づくり」と箱庭で
の「自然公園づくり」によって進められていきます。①当初「道づくり」で「禁止
標識」が目立っていた事実と，②道太君にとっての「高速道路」や「自然公園」の
意味に関する先生の考察を，第一書簡に続いて再掲させていただきます。

　「道太はこれを『高速道路』と呼びました。しかし奇妙なのは，右折禁止，転回禁
止，進入禁止，速度制限……と『禁止標識』ばかりがやたらと目立つのです。……
私はこの遊びを見ながら，いろいろと道太の心の動きを考えていました。……道太
の日常での外界との関わりは，『禁止』ばかりの状況であったに違いありません。
『物を噛んではいけません！』『女の子をいじめてはいけません！』『大声をあげては
いけません！』……母親に聞く限りでは，毎日がすごい反抗とわがままの連続で，
どうしても禁止の言葉を言わざるを得ないとのことです。そうした道太にとって，
『自然公園』や禁止標識のない『高速道路』は，『自由』の象徴であったに違いあり
ません。」（9〜10頁）

　先生のご指摘の通り道太君は，
　①「禁止〜規則・義務」の硬い枠の中で強い不自由感を体験し，
　②「噛む」に代表される激しい自己表現〜行動化を頻繁に行う結果，
　③　周囲との関係が悪化して「懲罰」を受け，その結果更なる強い「禁止〜規則・
　　　義務」に縛られてしまう，
　という悪循環に陥っていたのですね。
　上記①〜③は，そのまま道太君の行動パターンの「機能分析」，“①「あることが

46　第二夜　精神療法を識る

きっかけとなり（先行刺激）」→ ②「起こった行動がどのような機能を果たし（行動）」→ ③「その結果が，更に行動にどのような影響を与えているか（結果，後続刺激）」」に組み込めそうです。次に，彼の行動の機能分析（三項随伴性）を記してみます。

- 先行刺激（どんなとき）：「禁止～規則・義務」の中で不自由感を覚える。
- 行動：「噛む」などの激しい行動化を実行する。
- 結果，後続刺激：周囲との関係が悪化して「懲罰」が下される。そして，「禁止～規則・義務」が更に強化される。

このパターンを，「道太君の機能分析①：禁止～行動化が生む実生活での悪循環」と呼んでみます。これから，この「禁止～行動化が生む実生活での悪循環」が，どのように変化していくかを見ていきましょう。まずは，初回治療面接の初めの部分から。

「……『おじさん！』
『ちゃんと山中って名があるよ。』
『じゃ，ヤマナカ先生（下線１），ここにあるものは何を使ってもいいのかい？』
『ああ，いいよ』
『それじゃ，この大きい方の積み木を出すのを手伝ってよ』
『いいよ，何するんだい？』
『おじさん，えーっと，ヤマナカ先生，さっきここでは物をこわしてはいけない（下線２）けど，どんな遊びをしてもいいって言ったじゃないか』
『うん，そうだよ』
『だったら，つべこべ言わんと見てな（波線）』
『そうか，そうだね，わかったよ』
……
『道太くん，あと五分で時間だよ！（下線３）』
『もうそんなになるの，早いなァ』」（7～8頁）

　下線をつけた３箇所で，（もちろんソフトな形ではありますが）先生から「禁止～規則・義務」が道太君に伝えられ（例：「おじさん！」ではなく「山中って名」で

第2章　わたし流・和と洋の邂逅　47

呼んでほしい），いずれの場合も道太君はスムーズに従っています。この経緯の機能分析を行うと，次のようになるでしょう。

- 先行刺激（どんなとき）："自己表現の自由の保障"と"信頼感，安心感"に裏打ちされた状況で，先生から「禁止〜規則・義務」が伝えられる。
- 行動：道太君が「禁止〜規則・義務」を受け入れる。
- 結果，後続刺激：葛藤状況が生まれず，"自己表現の自由の保障"が守られて"先生との間の信頼感，安心感"が育つ。

　先ほどの「道太君の機能分析①：禁止〜行動化が生む実生活での悪循環」とは異なるパターン〜適応的な好循環が，初回治療面接の初めの部分で早くも出現しています。このパターンを，「道太君の機能分析②：禁止〜規則遵守から生まれる治療場面での好循環」と名づけてみます。ここでは道太君が「禁止〜規則・義務」と接する際に（曝露），いつもとは違う好ましいやりとりを体験できており，「禁止〜規則・義務」に関する認識が変わっていく展開（認知再構成）が既に始まっている，とみなすことができるでしょう。表現療法の治療構造の中で「自由と制約」が提示されて実現し，治療効果が発揮されるわけですね。

　加えて「禁止〜規則・義務」にまつわる，更に別のパターンが体験されていることも，注目に値すると思います。先生から発せられた「何するんだい？」という質問に対して，波線の部分で道太君は「どんな遊びをしてもいいって言った」という根拠を示した上で，「だったら，つべこべ言わんと見てな」という「禁止」を宣告し，納得した先生もその「禁止〜規則・義務」に従っています。

　ここでも「禁止〜規則・義務」のテーマが現れていますが，実生活の場合と逆のパターンになっていますね。「禁止」を通告している主体が（普段は受動的に「禁止」されることの多い）道太君であり，彼が発した「禁止」メッセージを納得して受け入れたのが"大人である山中先生"という点が逆です。「禁止〜規則・義務」に関して，受動から能動へと立場の反転が起きて平和裏に折り合いがつく経験は，道太君にとって好ましい新鮮なものと感じられたでしょう。次に，この部分の機能分析を行ってみます。

- 先行刺激（どんなとき）：山中先生から，「何するんだい？」という質問が発せられる。
- 行動：山中先生が「さっき，どんな遊びをしてもいいって言った」ことを根

拠にして，道太君が「だったら，つべこべ言わんと見てな」と「質問禁止」の指示を出す。

- 結果，後続刺激：山中先生が「質問禁止」を受け入れ，道太君にとって「禁止～規則」と関連のある好ましい新鮮な経験となる。その結果"自己表現の自由の保障"が守られ，"先生との間の信頼感，安心感"が育つ。

こうした形での「禁止～規則・義務」への現実曝露も，認知再構成の契機になったと思います。ここではこの内容を，「道太君の機能分析③：自ら行う能動的な禁止が生む治療場面での好循環」と呼んでみます。

次のセッションから，「『禁止標識』がやたらと目立つ高速道路づくり」が始まります。「禁止標識」（＝禁止～規則・義務）と「高速道路」（＝自由）という二つの対立的な要素が，同時に表現されていくわけですね。次に，この表現活動に関する機能分析を行ってみます。

- 先行刺激（どんなとき）：実生活で「禁止」と「自由」の葛藤が強い中，"自己表現の自由の保障"と"信頼感，安心感"に裏打ちされた治療場面で，自由に振る舞う機会を得る。
- 行動：道太君が自由に表現を行い，その中に「禁止」と「自由」の葛藤を内包する表現が含まれる。
- 結果，後続刺激：治療構造を守りつつ自由に表現する喜びが体験され，その経験が「禁止」と「自由」に関するイメージが変化する契機となる。"自己表現の自由の保障"が守られ，"先生との間の信頼感，安心感"が育つ。

表現療法の基盤となるこのパターンを，「道太君の機能分析④：治療場面における禁止～規則を遵守した表現活動が生み出す好循環」と名づけてみます。このプロセスには，「禁止～規則・義務」への現実曝露（＝治療構造を守る）とイメージ曝露（＝葛藤の自由な表現）の双方が含まれています。この経験が「禁止～規則・義務」に関する認知再構成につながり，実生活における新しい行動パターンのモデルになっていきます。

この後で，第一書簡で私が引用した次の箇所が出てきます。

「……そこへ，遊戯治療室のドアを開けて，母親が入ってきました。何か急に用事を思いついて，それを私に伝えるつもりだったようです。ところが，道太のこの

遊びを見，例の『汽車の直前で線路を横切る車』を見つけて，『あ，汽車の前なんか横断したら，危ないじゃないの‼』と，金切り声をあげたのです。ところが道太は，『これでいいのッ‼』と，頑として譲りませんでした。」（12〜13頁）

　ここでも実生活とは逆の，先ほどの「だったら，つべこべ言わんと見てな」と同じように「道太君の機能分析③：自ら行う能動的な禁止が生む治療場面での好循環」が実現しています。先生がご指摘なさっている通り，この経験も治療の進展に寄与したと思います。

　この後のセッションで，道太君は箱庭で次のような作品を作ります。

　《全面に貝殻や，ゲジゲジ，トカゲ，クモ，ヒトデなど気味悪いものばかり散らばっており，人形の首や手がもぎとられ，動物たちも皆死んでいる……》（14頁）

　この表現を行った道太君は「零（レイ）の世界」と呼んで，「何もない。…地獄といってもいいな」「ゾーッとするなァ」という感想を口にします。この箇所を読んで，「禁止〜行動化が生む実生活での悪循環」の中で生きてきた従来の心象風景を突き詰めた表現が「零（レイ）の世界」ではないか，これが「道太君の機能分析①：禁止〜行動化が生む実生活での悪循環」の世界への見事なイメージ曝露になった面があるだろう，と感じました。この体験の中で「地獄」「ゾーッとするなァ」という感想を抱いた道太君は，「禁止〜行動化が生む実生活での悪循環」の荒涼殺伐とした世界と訣別する気持ちを強めただろうと思います。ここでのパターンも，「道太君の機能分析④：治療場面における禁止〜規則を遵守した表現活動が生み出す好循環」のバリエーションとみなすことが可能でしょう。

　この後のセッションで，渋る母親を説得して道太君の要求に従い「道草をしない」という条件つきで「次回から一人で通院する」取り決めが行われます。ここでは"一人で通院する"という「自由」と，"道草しない"という「禁止〜規則・義務」が両立して，道太君〜母親〜山中先生の約束事になりました。そして，その次の回から「一人での通院」が実現しました。ここでは治療場面における道太君の適切な自己主張が好ましい流れを生み，彼の願いが実現しています。このパターンを，「道太君の機能分析⑤：治療場面での適切な自己主張が実生活での変化を生み出す好循環」と呼んでみます。（後略）

以上で「犬嚙み道太」にまつわる引用を終えるが，同様の解析を「口無し太郎 7 歳」「赤頭巾庭子 8 歳」でも行った。次に，この書簡の「考察」の一部を引用する。

●認知行動療法からみた表現療法の特長—表現療法とCBTの共通性，相補性
　今回『少年期の心』の 3 症例を対象として，その治療経過を"CBTをふまえた視点"から眺めてみるという突飛な試みを行ってみました。その結果，治療当初から「実生活とは異なる行動パターン」がさまざまな形で現れて，表現療法がダイナミックに進展していく事実が改めて浮き彫りになりました。ここではその具体的な内容を，主に「犬嚙み道太」をもとに振り返ってみたいと思います。

　当初道太君は，「道太君の機能分析①：禁止〜行動化が生む実生活での悪循環」に陥り，彼自身と周囲の人がともに苦しんでいました。

　しかるにその後，適応的な新しいパターンが治療場面で次々に生まれ，それらが実生活にも導入〜応用されて治療が進展しました。治療開始後に生じた道太君の行動パターンを，出現した順に列挙してみます。

- 道太君の機能分析②：禁止〜規則遵守から生まれる治療場面での好循環
- 道太君の機能分析③：自ら行う能動的な禁止が生む治療場面での好循環
- 道太君の機能分析④：治療場面における禁止〜規則を遵守した表現活動が生み出す好循環
- 道太君の機能分析⑤：治療場面での適切な自己主張が実生活での変化を生み出す好循環

　このうち，表現療法の基盤である「道太君の機能分析④」は，当然のことながら私もその存在と役割を従前から理解していました。今回の検討を通して，私が認識を新たにして表現療法の優れた特質と理解した第一の点は，表現療法の真骨頂であり屋台骨である「機能分析④」がはっきり現れる前に，既に「機能分析②，③」が治療関係の中で生まれていた事実です。

　このことに気づく中，改めて認識したのは「機能分析②，③」の裏打ちが

あるからこそ，表現療法の本丸である「機能分析④」が目覚ましい進展を生み出しうる事情です。考えてみれば，これは当然のことですね。例えば，ある治療者が箱庭〜描画〜遊戯などを用いた表現療法を行うものの，その治療者が「機能分析②，③」が生まれる条件を実現できないとしたら，その後の展開はなかなかうまくいかないでしょう。

　私が気づいた2点目は，治療進展の原動力の一つとなる「機能分析②，③」が実現することに，表現療法の本質〜治療構造が深く関わっている事実です。第一書簡の「精神療法に関する基本認識」の中で，表現療法の本質として抽出された「自己表現の自由の保障」「自由と制約」「信頼感，安心感」が，そのまま「機能分析②．③」が生まれる前提条件になっています。

　加えて今回認識を新たにしたのは，「治療関係の中で当人の葛藤が再現する状況で，クライエントが主体的〜能動的に振舞って試行錯誤する経験」が，治療の進展において（道太君のみならず，他の2例でも）大変重要な役割を果たすことです。改めて考えてみれば，これも当然のことですね。

　従前から「噛む」という攻撃的な行動パターンを頻繁にみせていた道太君は，この作業を治療開始早々に実行しました。しかるに，実生活のこうした葛藤状況で自己表現を控えて沈黙を守りがちだった太郎君〜庭子さんは，かなり異なる経過をたどっています。そこに至るまでの共有経験をもとにして，葛藤状況がピークに達した際に思い切った独創的な表現がなされました。（中略）……

　以上みてきた内容は，①表現療法とCBTの奏功機序に共通点があることを示すと共に，②「あるタイプのクライエントは，通常の形でCBT的アプローチを試みるよりも，表現療法を通して（同様の内容を含む治療プロセスを）自由に豊かに体験する方がずっと良い」という事実を物語っており，ここに表現療法の特長の一つが明示されているように感じられます。こうした内容は，表現療法に関する議論において既に十分なされてきたのでしょうが，私自身〜多くの読者諸兄姉にとって新鮮な気づきを含む内容になっているのではないか，と思います。

こうした私のメッセージをふまえた山中先生の第二書簡から，「はじめに」

「犬嚙み道太」「口無し太郎」「赤頭巾庭子」「考察」の一部を引用する。

　それにしても，先生の仰る通り，僅か10年の臨床経験しかない若造・精神科医が，直観と，その当座の臨機応変な対応だけで行ったものを，かくも論理的に解剖されてみると，ああ，私なりに一所懸命にはやっていたが，このように理に適った，精神療法のもともとの原則にきちんと従って進行していたのだなぁ，ということがとてもよく分かり，従来，ユング派とか精神分析派の人たちの云う，いわゆる力動的解釈よりも，はるかに納得度が違うなぁ，と心から感心した次第です。(はじめに)

　実に，明快に，私と道太君との間に何が起こっており，何がどういう風に克服されていくかが，「表現療法」の私の事例に，真っ向から向き合う中で，見事に原田先生の「認知行動療法」の枠組みで，読み解かれて行きました。
　こうして，双方を俯瞰してみると，間違いなく，全く同じ状況，同じ過程を見ていながら，用いる言葉，つまり，異なった方法論的な観点から光を当てると，その見え方が一見ガラッと違っているように見えながら，実は，全く同じ結論に導かれていくことが知られます。まさに，私が唸った部分の一つです。(犬嚙み道太)

　此処においても，原田先生の，「認知行動療法」から見た，私の「表現療法」における展開過程を，見事に，"翻訳"して，読み解いておられます。そうなのです。原田先生も書いておられるように，「精神分析」とか，「行動療法」とか，「表現療法」とか，一見異なった言葉遣いによって，全く違ったことを行っているように見えながら，その実，**精神療法・心理療法**としては，全く，同じことを行っていることが明瞭に知られますね。本企画は，その意味でも，画期的な試みではないでしょうか？　だって，この私自身が，深く得心してのいくつかの"気づき"を得ることが出来たわけですから，読者の皆さんも，全く同じ地平に立てると思ったことです。(口無し太郎)

　実に，もう，40年も前のあの時のことが，この私にもまざまざと蘇りま

す。

　ここで，原田先生が，適切にも，読み解かれ，庭子の，彼女を包む，例え
ば家族・学校などの，小社会の中での対人葛藤のみならず，他ならぬ，**"治
療者であるこの私にも向けられた葛藤"** を読み解いておられます。

　ここら辺りは，**"今・ここ"** を重んずる「精神分析」や「**ロジャーズの来談
者中心療法**」とも重なる，とても重要な指摘です。

　まさに，**"精神療法・心理療法"** 全般に通底する，大切なご指摘だと思わ
れます。原田先生が，元もとは，「認知行動療法」に基づかれながら，精神分
析の分野のみならず，精神療法における現代の第一人者・神田橋條治先生に
師事されたこともある，ということも，とてもよく理解できますし，こうい
う風に，一般には，全く異なると思われる二つの方法論を通底するモノを，
きっちりと押さえられる，一段階上の治療者によって，初めてなしえること
なのですね。（赤頭巾庭子）

　何とも小気味よい機能分析ですね！　原田先生は，私の治療方法論とし
て，提出した「表現療法」を，まるで，原田先生ご自身が最初から内包して
おられたかの如く，読み解いていかれます。特に，それが露わとなるのが，
「表現療法の真骨頂であり屋台骨である「機能分析④」がはっきり現れる前
に，既に「機能分析②，③」が治療関係の中で生まれていた事実です。」とい
う文章に現れています。私からすれば，前にも述べましたように，私の一挙
手一投足は，それこそ，ほとんど直観的（intuitive）なものによって誘導さ
れた，いわば，最相葉月さんによれば，"born therapist" といわれた，殆ど無
意識（almost totally unconscious）と言ってよい，表現行動です。それを，
すべて言語で，まさに，絵解きの如く，自家薬籠中のものの如く解いていか
れるではありませんか！　読み解かれた，私自身が感嘆する以外にないほど
完璧に，それらは成り立っています。（考察）

『少年期の心』を題材にして表現療法とCBTの対話を試みた山中先生との往
復書簡は，当初の目標を達成することができたと感じている。ここでのやりと
りは，井上先生が本書の趣意書で記しておられる「認知療法は触媒の役割を果

た」すべきという見解の一例になっているかもしれない，とも考えているところだ。

Ⅳ　認知行動療法以外の流派との対話③——森田療法との交流

　2015年の第33回日本森田療法学会で特別講演を行う機会をいただいた私は，森田療法〜同窓の大先達・森田正馬先生と対話するチャンスに恵まれた。その際の演題は，「認知行動療法を我流で活用している一精神科医から見た森田療法」（原田，2016）。森田療法とCBTの比較は従来から行われているが，自分のやり方で試みてみた。

　冒頭で「臨床場面でCBTが必要となりやすい標的対象」として，「回避／強迫」「自動思考」「生活の狭小化／活動量の減少」を挙げた。そして，「この三者がもつ普遍性〜重要性に関して，"人間の生存のために必要な本来的な意義と役割"〜"私たちが生きている現在の社会の特徴"から考察」した。次に，この三者に対してCBTが「①回避／強迫→曝露，②自動思考→認知再構成，③生活の狭小化／活動量の減少→行動活性化」という治療方略をもつことを説明した（原田，2015，2016）。

　その上で，この「3種の治療標的に対するアプローチ」における森田療法とCBTの異同を，次のように論じた。

1．3種の治療標的に対するアプローチ①：森田療法とCBTの共通点

　ここから，「回避／強迫」〜「自動思考」〜「生活の狭小化／活動量の減少」への治療的介入と関連のある森田自身の記載を引用しながら，CBTとの異同を検討していく。結論を先取りする形で述べると，「従来から指摘されてきたように，森田療法とCBTには共通点がすこぶる多い」となる。本節では，「森田療法とCBTの共通点」について記してみよう。

　1）「回避／強迫」→「曝露」のプロセス

　森田の著作を紐解くと，"「回避／強迫」→「曝露」のプロセス"と重なる内容とよく遭遇する。例えば，次の有名な記述。

第2章　わたし流・和と洋の邂逅　55

「感情の法則，そのままに放任し，またはその自然発動のままに従えば，その経過は山形の曲線をなし，ひと昇りひと降りして，ついに消失するものである。」

「……私はあらかじめ患者に，『もし空想や煩悶が起こって，苦しいようなことがあっても，けっして自分で気をまぎらわせる工夫をしたり，煩悶を忘れよう，破壊しようとすることを一切やめて，成りゆきのままに空想し煩悶し，あるいはむしろ自分から進んで苦悩する。もし苦痛にたえないようなことがあっても，ちょうど歯痛や腹痛をしのぶように，じっと堪えていなければならない。煩悶を理屈や思想で抑制しようとするよりは，むしろ直接にこれを忍耐する方が早道である』というようなことを注意するのである。」

「この臥褥中の患者の煩悶は，しばしば患者が輾転反側するようになることもあるが，その苦悩が激しいほど，かえって治療の目的は適切に達せられるのである。患者がその苦悩の極に達するときには，ちょうど突貫戦における『最後の五分』というように，わずかな短時間の中に，その苦悩は，自然にたちまちあとかたもなく消え去って，ちょうど激しい疼痛が急になくなったときのように，急に精神の爽快を覚えるようになるものである。私はこの心境を名づけて煩悶即解脱というのである。」

この「回避／強迫」→「曝露」のプロセスは，森田が治療を担当した患者の手記にも明瞭に表現されている。

「……そのとき先生のお返事を頂きまして，後の苦しみを覚悟で押し切って破壊的行為を行い，後悔の苦痛を甘んじて受けました。その間にだんだんとうすらぎ，始終，頭の中に一杯だった神という観念も忘れるようになり，同時に苦しみに堪えよとの仰せに従って，わざわざ神を冒瀆するような観念を起こしてみましたが，もとのような激しい感情は起こらなくなり，ついに現在では，そんな観念も平気となって，すぐ消失してしまうようになりました。」

この記載からうかがわれる患者の治療経験とそれに伴う変化は，縁起〜宗教強迫に対して CBT が行う内容〜改善のプロセスと一致している。

２）「自動思考」→「認知再構成」のプロセス

臨床場面で自動思考を扱う際に，筆者は対話型・思考記録（原田，2014）を用いることが多い。自動思考を抱く自分を「Ａさん」，適応的・合理的思考を発想する自分を「Ｂさん」と名づけ，「①自分の中にＢさんを根づかせて育て，②Ａさんとさんが上手に対話できるようにして，③Ａさんしかいない状態から生じる悪循環を，避けられるようにする」という発想に基づいて，筆者が試作した治療ツールである（図２-１，表２-１～５）。

こうしたＣＢＴによる介入と類似性の高い記載が，森田の著作の中に稀ならずみられる。例を挙げてみよう。

「（気分本位は）毎日の価値を気分で判断する。今日は悲観しながらも，一人前働いたというときに，悲観したからだめだというのを気分本位といい，一人前働いたから，それでよいというのを事実本位というのであります。」

私見では，「気分本位に判断する自分＝Ａさん」「事実本位に判断する自分＝Ｂさん」という重なりを指摘することができる[*1]。

加えて，森田の治療記録を読んでいると，いわゆる「不問療法」ばかりではなく，認知療法と似た面のある介入を行っている場面と出会うことがある。例えば，次の一節。

「『けっして下ばかり見つめたりするような卑怯なことはせず，ジッと相手の顔を
見つめています』これはきわめて下らぬ虚偽で，慮見の間違いである。いたずらに
見つめるのが大胆に非ず，人を見つめ得ぬ位に，敬虔の情に満ち，いたずらに人に
対抗せず，自分はただ自分自身を保持し，自分にできるだけのことをしていればよ
い。……『君は眼が凄い』と人にいわれるのは不自然に人を見つめようとする当然
の結果です。」

＊１　ちなみに，このポイントにおける森田療法とＣＢＴのいささか異なる点のひとつは，「気
　分本位に判断する自分＝Ａさん」のとらえ方～接近法にある。森田療法では「気分本位
　に判断する自分＝Ａさん」に対して，毅然たる態度で否定的に接するのが原則である。
　しかるにＣＢＴでは，「気分本位に判断する自分＝Ａさん」に対して，「これも自然な受
　けとめ方であり，否定する必要は全くない。しかし，『気分本位に判断する自分＝Ａさ
　ん』がonly one的な存在になってしまうと，そこから悪循環が生じてしまい『気分本位
　に判断する自分＝Ａさん』も損をしますよ」と語りかける。

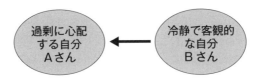

①過剰に心配する自分　Aさん　＝自動思考
②冷静で客観的な自分　Bさん　＝適応的・合理的思考
(＊) 思考記録に「事実」「Aさんの考え方」「Bさんの考え方」を書いて，特に「Bさんの考え方」を繰り返し読んでもらう。
(＊) 精神療法の現状に「活」を入れる：「精神療法」誌40巻1号, 2014

図2-1　認知療法の実際――「冷静で客観的な自分」を育成するプロセス

表2-1　「Bさん」を育てる対話型・思考記録（原田, 2014）

「Bさん」を育てる作業で，「対話型・思考記録」が有効な場合がある。
- 気持ちの整理が難しい際，患者に3項目を記してもらう。
    ①出来事
    ②「Aさん」の受け止め方
    ③「Bさん」の受け止め方
      1．共感，ねぎらい
      2．別の受け止め方（＝従来の「合理的・適応的思考」）
      3．悪循環の指摘（＝「Aさんも損ですよ」）
      4．提案（＝当面とる方針の提案）

表2-2　復職後に揺れたうつ病の症例

30代　男性　うつ病
- 30代初め，職場のストレス状況下でうつ病を発症
- 何回か再発を繰り返して，再度病休に入り紹介受診し，対話型・思考記録を用いた認知療法を行った。
- うつ病のリワークも利用して復職した際に，
    ①仕事で簡単なミスをした
    ②職務内容が物足りない
    ③風邪で休んだ
ことで揺れがみられた際に，「対話型・思考記録」を用いて乗り切ることができた。

表2-3　対話型・思考記録①：「簡単なミス」

- 事実：仕事で簡単なミスをしてしまった。
- 「Aさん」の受け止め方：こんなミスをするとは，我ながらひどい。こんな有様では，とてもこれから仕事をやっていけない。
- 「Bさん」の受け止め方：
  - ①共感，ねぎらい：ミスをすれば誰でも落ち込むもの。大変だったね。
  - ②別の考え方：久しぶりに出勤して，まだ慣れていないところが出た。大したミスではなく，上司と相談してカバーできたので，職場に迷惑はかかっていない。自分なりに再発予防策を考えたのは，今後のことを考えるとプラスだったのではないか。
  - ③悪循環の指摘：「我ながらひどい」「仕事をやっていけない」とダメ出しして悲観しすぎると，悪循環にはまってAさんもつらくなる。
  - ④提案：実害がなかったのだし，あまり大げさに考えすぎずに流してしまい，「今後に生かしていこう」くらいに考えてはどうだろう。

表2-4　対話型・思考記録②：「不本意な仕事」

- 事実：単純な事務補助など，簡単な仕事しかやれていない。
- 「Aさん」の受け止め方：この年齢になって，こんなことをしているのは情けない。自分がダメ人間に感じられ，今後に希望を持てない。
- 「Bさん」の受け止め方：
  - ①共感，ねぎらい：確かに以前と比べて簡単な仕事しかしていない。手応えがなくがっかりするのは無理もない。つらいところだね。
  - ②別の考え方：復職して日も浅く，これから疲れが出てくる時期。今はこれくらいで自重して，慣らしていくのがよいのでは。今から飛ばすと，またダウンしかねない。もう少し余裕が出てから，上司と相談しながら仕事を増やせばいいだろう。
  - ③悪循環の指摘：「ダメ人間」「今後希望を持てない」と嘆きすぎると，悪循環でAさんもつらくなる。自分で首を絞めることになる。
  - ④提案：悲観的に考えすぎず，「今は辛抱の時」と割り切ってみてはどうか。アフター5や週末は，体を動かして気分転換しながら。

表2-5　対話型・思考記録③：「風邪で休んだ」

- 事実：風邪をひいて，会社を休んでしまった。
- 「Aさん」の受け止め方：不注意で，用心が足りない。たるんでおり，ひどいもんだ。こんな有様では，先が思いやられる。
- 「Bさん」の受け止め方：
  - ①共感，ねぎらい：風邪をひいて休んでしまい残念に感じるのは，当然のこと。自分を責める気持ちは，よくわかる。
  - ②別の考え方：風邪が流行っていて，何人かの同僚が咳込んでいた。長時間同じ部屋で仕事をしていたのだから，うつったのは仕方ない面がある。熱が下がって咳も止まってきたから，もうすぐ出勤できるだろう。長い目で見れば，数日休んだことなど些細なこと。
  - ③悪循環の指摘：「たるんでいる」「先が思いやられる」とネガティブに考えすぎると，悪循環で風邪も治りにくくなり，Aさんも損をする。
  - ④提案：風邪が治ってきているので，気分転換しながら体調を整えよう。週末しっかり治して，週明けから出勤すればよい。

第2章　わたし流・和と洋の邂逅　59

「父は人間が生きていくのに，地位と財産と名誉とが最も大切であると話してき
かせました。私はそんなものは，一番下らないものだといって叱られました。【地
位とは，身心の修養の高いもの，財産とは，衣食その他の必要と欲望を満たし得る
有形無形の材料と手段，名誉とは，良心に疚しからぬことで，人生に最も大切な三
条件である。】」

　こうした森田の治療記録を学んだ筆者は，「森田療法における認知の修正法」
は，必ずしも「患者の体験によって自然にもたらされた認知を跡付け，強化す
るボトムアップ式の方法」だけではないと認識している。
　ちなみに先に引用した森田の記載は，次の内容の直後に記されている。

　「先生から何の返事もないのに【零細なことに拘泥する必要がないから，わざわ
ざ返事しなかった。読者に対して一言する。これは不問療法といって，患者が些細
なことを気にするのに対して，ことさらこれを不問に附して拘泥を去ろうとするも
のである】……。」

　こうした柔軟で融通無碍な姿勢，状況に合わせて「不問療法」を行ったり
「認知療法と似た面のある介入」を実施する営為が，有効性を発揮しうる生き
た精神療法のエッセンスなのだろうと筆者は考えている。
　３）「生活の狭小化／活動量の減少」→「行動活性化」のプロセス
　森田の著作には，“「生活の狭小化／活動量の減少」→「行動活性化」のプロ
セス”と共通点のある記載も数多くみられる。例えば，次の箇所。

　「もともと私たちの活動欲は，食欲などと同じく，自然本能的の衝動であって，
自然のままの子どもではこれが明らかに認められる。ところが従来の作業療法は，
単に種類と時間とを選定してこれを患者に課し，まだ患者の自発的作業欲を亢進さ
せることに注意を払うことがなかったのである。神経質患者の処置について，特に
この自発的活動欲の増進を図ることの必要なことは，ちょうど栄養不良患者に食欲
を亢進させることが絶対必要であるのと同様である。」

60　第二夜　精神療法を識る

以上みてきたように，「①回避／強迫→曝露，②自動思考→認知再構成，③生活の狭小化／活動量の減少→行動活性化」というプロセスは，森田療法においてCBTと類似した形式〜内容で，CBTが世に出るはるか以前から実行されていたわけである。こうした一致は，時代を先取りした森田療法の先見性と優れた実践性を実に雄弁に物語っている，と筆者は考えている。

２．３種の治療標的に対するアプローチ②：森田療法とCBTの相違点

　ここまで，「３種の治療標的に対するアプローチにおける，森田療法とCBTの共通点」を見てきた。それでは，森田療法とCBTは完全に一致しており相違点がないかというと，（当然のことながら）決してそうではない。両者の齟齬〜ズレはさまざまな箇所で，いろいろな濃淡〜ニュアンスを帯びて認められる。ここでは，ある森田療法の書籍の一節をもとにして，双方の違い（かもしれない点）を具体的に見てみよう。

　岡本重慶先生は『忘れられた森田療法──歴史と本質を思い出す』（創元社）の中で，CBTに対して次のような問いかけを行っている。

　「高良武久先生は，高良興生院という森田療法入院施設の院長でもありましたが，ここに入院していた患者の『竹買いの話』というエピソードがあります。不安神経症の入院患者が，ある時，竹を買ってこいと命じられました。彼は病院から外出して竹を買って帰院し，『竹を買いに行ってきましたが，不安は起こりませんでした』と嬉しそうに報告したのです。これに対して治療者は叱りました。『君が外出した目的は竹を買うことであって，いかに良い竹を安く買ってくるかが目的だったのに，不安が起こりませんでしたとは何事だ』と。症状のことよりも，必要な役割や目的を果たすことの方が重要なのです。

　行動療法の場合は，この竹買いの話をどのように評価なさるのでしょうか？　まだ行動療法の先生方にお尋ねしていませんが，察するにこんな答えをお返しになるのではないでしょうか。外出できなかった患者が，買い物をする役割つきの外出を一応人並みに果たして，かつ不安も起こらなかったのなら，行動療法的に成果が上がったと評価できるでしょうと。おそらくこの辺に森田療法と行動療法の違いがあるのです。

……このエピソードは森田療法の指導の勘所を示していますが，これに対して行動療法やCBTでは，いかがお考えになりますか。」

この問いに対する，筆者なりの現在の回答は以下のようになる。

「竹買いの話には，気分本位を排し，目的本位〜事実本位の態度を養成する森田療法の特色が良く出ていると思います。そしてこうした対応の基盤にある考え，例えば『安心というものは，求めても手中にできない』『安心を得ようという下心から作業をしても，こころの縄はほどけません』『外的な状況に即して，相応しい態度や行動をとることに徹していれば，必ず内面的にも成熟が起こる』という箇所にも，大いに共感の念を覚えます。

ただし，不安神経症の治療で入院している患者のこの種のエピソードに際して，高良先生のような形で叱るということは，ほとんどのCBTを用いる治療者は（岡本先生が推察なさったように）とらないでしょう。自分だったら，次のような対応をするかなと想像します。

『今回のチャレンジでは不安が出てこなくて，とりあえず良かったですね。ただし，これから先の外出の際に，もしかすると不安が生じるかもしれない。その際には，がっかりしすぎずに，むしろ“CBT実践のチャンス”と思っていただけると嬉しいのですが，どうでしょう。その時に出てくる不安と向き合って，自分がすべきこと／できることをやりながら，不安の推移を味わってみてください。そのプロセスに，CBTの曝露の本質があるのでしたね。』

CBTにおいても，単に“ある時たまたま不安が生じなければ，それで万事OK”というわけではないのですね。“出なければOKだし，仮に不安が生じても，あわてずに上手に不安と向き合って，不安が小さくなるのを体験できれば，それは更にOK。それがCBTの曝露〜エクスポージャーの本質”という発想〜接し方になります。

私見ではこうしたCBTの対応も，森田の言『病気を治すのは，その人の人生をまっとうするためである』という目的本位にかなうところがあり，あながち森田療法の本質とずれてはいないのではないか，と期待しているのですが如何でしょうか。森田療法の専門家でおられる岡本先生の目からすると，こうし

た言述もまた "悪智" と映りますでしょうか。」

V　我流・認知行動療法の応用例
──複雑性 PTSD での CBT の実践

　ここまで「CBT 以外の流派との交流」にまつわる個人的な経験を記してきたが，ここから「わが国の臨床現場の課題と取り組む中で，CBT を独自にどう活用してきたか」を紹介させていただく。CBT をふまえた新たな臨床研究をわが国で試みることも，"Japan Psychotherapy Week──和と洋の邂逅" の趣旨と合致する面があるだろう，と考えているためである。

　私は 35 年に達した精神科医としての経歴の中で，各種臨床課題への試行錯誤を行い適宜 CBT を活用してきた。その一部を挙げると，次のようになる。

- 統合失調症～境界性パーソナリティ障害の心理教育と CBT（原田，2006，2008）
- 不安障害の臨床研究（原田・森山，2016）：見逃されやすい亜型の指摘と治療法の提案（コミュニケーション強迫，接触強迫，醜心恐怖），難治性パニック障害の治療の工夫，自己視線恐怖・横恐怖（脇見恐怖）の治療で役に立つ行動実験，失敗恐怖における CBT の工夫，「解離性健忘と離人症」「転換性障害」「身体表現性障害」「慢性疼痛」へのアプローチ法，不安障害でみられる「症状附加幻聴」の指摘と治療的対応
- 難治性うつ病の病態解析と治療的アプローチ（原田，2017a）
- 自己流 "対話型・思考記録" の試作～活用（原田，2014）

　現在，私が関心を抱いているテーマのひとつが複雑性 PTSD だ。私見では，複雑性 PTSD（～軽症・複雑性 PTSD）はすべての精神障害の病態理解～治療において，すこぶる重要な役割を果たしている。しかしながら現在までのところ，日常臨床の場においてしっかり対応するための方法論を，CBT も十分には提供できていないように見受けられる。こうした現状をふまえて，私が試作した患者向け心理教育用の資料（原田，2018a）を引用する。

第 2 章　わたし流・和と洋の邂逅　63

＊＊＊

外傷性記憶（複雑性外傷記憶）について

　誰にも好ましくない記憶（エピソード記憶）は，無数にあるものですね。例えば，財布を落とした，テストで赤点をとった，ころんで足を挫いた，といった内容。こうした記憶を想起するのは嬉しいことではありませんが，気持ちがかき乱されてひどい混乱状態に陥るといったたぐいのものではないですね。

　しかるに自分の存在の基盤そのものに関わり，安全感や自尊心が根本からひどく損なわれるような深刻な経験の記憶の場合，ずいぶん事情が異なります。こうしたひどくつらい体験のもとになるものに自然災害・事故・犯罪などがありますが，人間関係にまつわる継続的な問題も多いものです。例えば，親子関係における激しい葛藤・対立・虐待，いじめや各種のハラスメント，強圧的で暴力的な教師との関係に伴う被害など。

　ここでは，このような人間関係に関連する経験（複雑性 PTSD ～軽度・複雑性 PTSD）について説明することにします。こうした経験の記憶には外傷性記憶（複雑性外傷記憶）という名前がついていて，次のような特徴がみられます。

　　1．きわめて長い間記憶が保持されて，些細なきっかけで再現してしまう（図2-2）。
　　2．その記憶には瞬時に大きな動揺をもたらす強力な作用があり，強い不安が生じて当人が混乱状態に陥り不快・嫌悪・恥・驚きなどの感情が体験される。
　　3．外傷性記憶が現れると，普段の状態（友好・安心モード）とは異なり，外傷体験に基づくモード（敵対・混乱モード）で自分～周囲の人が見えがちになってしまう。具体的には，「周囲の人＝自分を批判し否定してないがしろにする，一方的・高圧的で危険な存在」「自分＝理不尽な被害を受ける，受け身一方で困惑している存在」といった具合です。
　　4．きっかけとなるのは，原因になった状況と類似の要素を含む状況～場面が多い。例えば，「他人から無視される」「相手が自分の意見・意向に

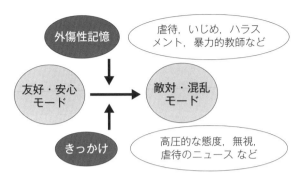

図 2-2　複雑性外傷記憶に関する説明図

耳を傾けない」「理不尽な扱い〜明らかな差別を受ける」「相手が感情的になっている」「高圧的な態度〜無作法な振る舞いをする人がいる」「虐待やいじめ，自殺のニュースと接する」など。
5．敵対・混乱モードで過ごす時間はとてもつらいものですし，敵対・混乱モードに基づく自他の言動が軋轢を強めてしまい，さらにしんどい状況に陥りがちです。

　ちなみに，命に関わるような出来事の後に生じる典型的な外傷後ストレス障害 PTSD の場合（例：東日本大震災での被災），外傷性記憶が賦活化されると視覚像を伴うフラッシュバックが生じるので，当然本人はその経験を意識します。しかるに「親や養育者による虐待，いじめ，ハラスメント，暴力的な教師との関係」などに伴う複雑性 PTSD（〜軽症・複雑性 PTSD）では，外傷性記憶（複雑性外傷記憶）が活性化されても視覚像を伴わないことが多く，本人ははっきりとは意識しない場合が多数派のようです。
　外傷性記憶への対応を工夫する際には，こうした仕組みを理解しておくと役立ちます。かさぶたがとれて外傷性記憶が活性化したら，ある出来事がきっかけとなって（例：理不尽な扱いを受けた）外傷性記憶が露わになった経緯を把握することが大切です。苦手なトリガーと接して外傷性記憶が露呈し，敵対・混乱モードに陥っていると自覚するのですね。この認識ができると，混乱の世界から首ひとつ頭を出して自分が陥っている状態を俯瞰して観察しやすくなり

ます。

　「過去の出来事（外傷性記憶）〜きっかけ（トリガー）〜現在の状態（敵対・
混乱モード）」の関連をしっかり理解するとともに，「どうやったら，早めに友
好・安心モードに戻れるだろうか？」という対応策を考えやすくなるのです
（複雑性 PTSD の認知療法）。

　ある出来事で外傷性記憶が活性化されて敵対・混乱モードに入ってしまった
際に，敵対・混乱モードでの出来事を頭に思い描いてその世界に浸っている
と，どんどん深みにはまってしまいがちです。ブラックホール，底なし沼，蟻
地獄，蛸壺などと当事者の皆さんが称する，すこぶるつらい状態ですね。です
から敵対・混乱モードに陥った際に，そのモードでのやりとり〜記憶を反すう
し続けるのは得策ではありません。

　こうした時に，普段から自分が慣れ親しんでいることをやってみると，早く
敵対・混乱モードから抜けるのに役立つ場合があります（複雑性 PTSD の行動
療法）。たとえば，次のような例ですね。

- 親しい人と話したり，メールでやりとりをする
- 動物と遊ぶ
- 慣れ親しんだ公園や喫茶店に行く
- 親しみを感じ，安心感をもっているものと接する（例：ぬいぐるみ，大事な写真，お守り）
- 好きなアニメ，ゲーム，マンガ，芸術作品を楽しむ
- ヨガ，サイクリング，整体，カラオケを試す

　こうした自分に合ったやり方のレパートリーを，いくつか持てるといいです
ね。外傷性記憶がもたらす敵対・混乱モードとは異なり，これらの活動では相
手〜周囲との関係性が親しみを帯びています。こうした気持ちのよい友好・安
心モードを体験できると，敵対・混乱モードからの回復を促すことができるの
ですね。

　加えて，安心・友好モードから敵対・混乱モードへの移行の契機となった
きっかけ，トリガーへの対策も大切です。きっかけとなった人物・状況をなる

べく避けることが賢明ですし、避けにくい場合には相手との関わりを極力"浅く、狭く、短く、軽く"できると被害が小さくなります。また、きっかけとなった出来事の受けとめ方を工夫することが有効なこともあります。

なお、人間の自然回復力を促す4因子として「①身体を動かす、②自然を楽しむ、③良い人間関係を味わう（相手が動物でも可）、④遊ぶ」が知られています（原田、2017b、2017c）。この4因子には、敵対・混乱モードから友好・安心モードへの移行をサポートする作用があります。

ちなみに、外傷性記憶のもとになった経験における相手の振る舞いも、何らかの外傷性記憶がからんでいることが多いようです。例えば、何気ない子どもの言動に対して親が不当な仕打ちをして、それが子どもの外傷性記憶になってしまう場合。子どもの側に悪意はないのですが、他意のない子どもの言動によって親の外傷性記憶が活性化されて敵対・混乱モードに入ってしまい、「頭ごなしに全否定された」「理不尽な侮辱を受けた」などの受けとめ方に伴う強烈な不快感や怒りが生まれる。そして混乱した親が、子どもに極端な振る舞いをしてしまう。こうしたケースでは、親自身も外傷性記憶～敵対・混乱モードに翻弄されているわけです。例えば、親がその親から虐待を受けたことによる外傷性記憶があり、それがまだ癒えていないといった場合ですね。こうした事情もふまえておくと、外傷性記憶との上手な接し方を工夫するのに役立つことが多いものです。

＊＊＊

この複雑性 PTSD ～軽症・複雑性 PTSD という重要な臨床テーマに関して、これまでに①統合失調症（原田、印刷中 a）や性の問題（原田、2018b）、気分障害と不安障害（原田、印刷中 b）の病態～治療との関連を論じ、②治療者がロジャーズの中核3条件「受容、共感、一致」に則ることの意義を再考し（原田、2018c）、③現在のわが国の社会が抱えている"変化した／変化していない問題点"から考察した（原田、2018d）。

VI　おわりに

　あるいは諸兄姉も同様ではないかと推測するが，初めて Japan Psychotherapy Week の企画をうかがった際に，私はすこぶる驚きまた共感の念を覚えた。その内実を言語化してみると，精神療法の本質に関する根源的な問いかけが，全く新しい形式でなされる壮挙への驚嘆と賛同となる。日本人にはいくつかの得意〜苦手分野があり，不得意領域のひとつが「あるテーマに関して根源的で革新的な考察を行うこと」ではなかろうか。しかるに井上先生は，多様なバリエーション〜曖昧さをもつ精神療法の根幹を問う対話の呼びかけを，ゆとりある開かれた態度で確固たる信念のもと颯爽と敢行なさった。私にとって井上先生のその姿は，いかにも斬新で頼もしく感じられた。

　本稿では，井上先生からいただいた「第二夜」のタイトル「精神療法を識る──和と洋の邂逅」と関連のある私的な試行錯誤を紹介した。本論の中に，読者諸賢のご参考になる点が少しでもあれば幸いである。

文　献

原田誠一（2006）統合失調症の治療──理解・援助・予防の新たな視点．金剛出版．
原田誠一（2008）精神療法の工夫と楽しみ．金剛出版．
原田誠一（2013）想いの届く日──じぇじぇ，対話を避けがちだった対話精神療法の対話が始まった！　精神療法，**39**，489-491．
原田誠一（2014）精神療法の現状に「活」を入れる──西園先生の「一喝」を機に，自他の精神療法に気弱に「活」を入れてみた．精神療法，**40**，11-20．
原田誠一（2015）精神療法・私観──精神療法に認知行動療法を何故／どう織り交ぜて，臨床力の向上を目指すか．精神療法増刊，**2**，140-148．
原田誠一（2016）認知行動療法を“我流で”活用している一精神科医から見た森田療法．日本森田療法学会雑誌．**27**，15-20．
原田誠一（2017a）慢性化したうつ病への認知行動療法の工夫．臨床精神医学，**46**，547-557．
原田誠一（2017b）現代日本の2つの特徴──「人間の自然治癒力〜レジリエンスの発現／抑制」という視点からみた，“変化した／変化していない”問題点．原田誠一（編）外来精神科診療シリーズ　精神医療からみたわが国の特徴と問題点．中山書店，pp.44-50．
原田誠一（2017c）臨床閑談；一開業精神科医の生活と意見．臨床精神医学，**46**，1547-1549．

原田誠一（2018a）短時間の外来診療における複雑性 PTSD への対応——「複雑性外傷記憶」概念を導入して行う心理教育と精神療法の試み．精神療法，44，533-535.

原田誠一（2018b）セックス臨床雑記——「ともに」の雰囲気〜性器・精液恐怖症〜複雑性 PTSD による三題噺．精神療法，44，664-666.

原田誠一（2018c）精神科面接に必要な“本音”にまつわる基礎知識——志ん朝，土居，文楽，神田橋による四声のコラール．精神科，33，173-180.

原田誠一（2018d）現代の心的外傷体験考——我が国が抱える“変化した／変化していない”問題点から考える．精神療法，44，837-839.

原田誠一（印刷中 a）統合失調症における薬物療法以外のアプローチ．精神科・特別増刊号　精神科診療マニュアル．

原田誠一（印刷中 b）複雑性 PTSD 〜軽症・複雑性 PTSD の心理教育と精神療法の試み——気分障害と不安障害を例にあげて．精神療法．

原田誠一・森山成彬（編）（2016）不安障害，ストレス関連障害，身体表現性障害，嗜癖症，パーソナリティ障害．中山書店．

原田誠一・山中康裕（2017）精神療法をめぐる往復書簡．原田誠一（編）外来精神科診療シリーズ　精神療法の技と工夫．中山書店，pp.308-356.

最近,ふと考えたこと——地球的意識〜宇宙的意識をめぐる断章

　最近,大井玄先生(東京大学名誉教授)の文章(大井,2018)を読んでいて,「宇宙的意識」に触れた次の一節に出会った。

　　……つまり人間はたんに人間社会に生きるのみならず,宇宙とのかかわりにおいて生き,それを自覚している存在と捉えている。
　　この宇宙的意識は,坐禅する者が時として経験するものだろう。自己の存在や命が世界につながっているという感覚である。般若心経の「色即是空」「不生不滅」という存在論につながると言ってよい。
　　……存在論的視点からみれば,宇宙的意識を人生の終わりに近い時点で懐くのは,ひとつの悟りとも,超越ともいえる。
　　私たちの身体を取り上げてみよう。人体の三分の二は水つまり水素原子2と酸素原子1からできている。水素は138億年前ビッグバンの直後に宇宙に生じたが,それ以来大量に創られた形跡はないという。そうすると私たちの身体はビッグバン以来の歴史を体現している。
　　さらに体内にはセレンや亜鉛などが生理的働きをしている。これらの元素は,太陽よりはるかに大きい恒星の寿命が尽きて大爆発をしたときの超高圧によって生じ,宇宙にばら撒かれたものである。したがって私たちは星の生と死にもかかわっている。
　　つまり,もともと私は,私以外の諸々のものから成り立っており,私以外のすべてにつながっている。宇宙がビッグバンによってできたとすれば,時間,空間,エネルギー,物質はすべてひとつであった。
　　自己意識が,画然とした境に区切られた「自己」という思い込みから解放されるのは,存在論的に過去をたどれば自然であり,それは解脱とも考えられよう。
　　……老年的超越は,伝統的日本文化の文脈においても受け入れやすい理論である。……たとえば宇宙的意識では,時空を超えた祖先や子孫とのつながりをつよく感じるようになっている。

　かれこれ40年にわたって,私も同じような要素を含む認識(本稿では「地球的意識」と名づけてみる)を抱いてきたが,「宇宙的意識」という名称と初めて出会って,いささか感慨を覚えた。大井の論を通して,地球的意識を敷衍すればそのまま宇宙的意識になると知り納得したのである。この地球的意識は私の世界観の基盤の一部になっており,精神療法を実践する上でも意味のある認識と感じてきた。本論ではここから,地球的意識

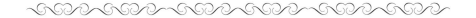

〜宇宙的意識にまつわる私的な回想〜考察を記させていただく。

まずは，大学の教養学部時代に紐解いたファインマン物理学のテキスト（ファインマン／坪井，1967）。現在の私にはファインマンの講義内容はもはや跡形もないが，次の「演習」を目にした際の驚きと感慨は，今も鮮やかにくっきりと記憶に刻まれている。

　　演習：ある古生代の午後，雷雨があって，雨滴が1粒，平らな泥層に落ちてそこに痕を残した。それが化石となったものを，地質の学生が後になってほり出した。あつくて喉のかわいていたこの学生は水筒の水をグイと飲んだあと，ふと，この大昔の雨粒の水の分子を今いくつ飲んだことになるだろうかと考えた。諸君が知っていることだけを使って，この分子の数を求め給え。（必要なことで諸君の知らないものについては適当に仮定し給え。）

この演習を通じて当時私が考えた内容のあらましを，箇条書きで記してみよう。
①化学反応による"水と他の物質の移行"が数多く存在する（例：光合成で水と二酸化炭素から糖と酸素が合成される，炭化水素が燃えて水と二酸化炭素ができる）ので単純計算はできないが，たしかに「古生代の雷雨」の際の"1粒の雨粒"に含まれていた水分子の幾許かが，私が「いま飲んだ水筒の水」の中に存在するだろう。
②地球に存在する水分子を構成する水素原子と酸素原子の総和は，古生代と現在で大きくは変化していないであろうから，「古生代の雷雨」の際の"1粒の雨粒"の中にあった水素原子と酸素原子の一部が，「いま飲んだ水筒の水」の中に一定程度含まれていることは事実。
③この知見から，無限の変奏が派生する。例えば，主語の"古生代の雨粒1滴"を「ネアンデルタール人〜卑弥呼〜漱石〜自分の先祖，あるいは目の前にいるパンダ〜雀が飲んだ水」に替えることができるし，もちろん"街路樹が吸い上げている水〜マグロやフナが体内に取り込んだ水"に変更することも可能だ。
④一方，私が飲む水の一部は体内に吸収されて「自分の血液・体液〜細胞の成分＝私自身」を構成するので，私は「古生代の雨粒〜地球の森羅万象」と（少なくとも）分子〜原子レベルではのっぴきならない直截的な関わりをもつ。
⑤つまり自分の存在〜身体〜命を物質レベルで眺めると，時空を超えて地球全体とつながっている（地球的意識）。

今回この"地球的意識"に，ビックバンなどの宇宙科学の知識を加えて敷衍すると「地球→太陽系→銀河系→宇宙→？」と広がってゆき，そのまま"宇宙的意識"に至ると知った。

次に当時の私が，この地球的意識をふ

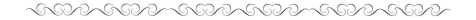

まえつつ共鳴しながら讀んだ石川淳のエッセイ（石川, 1950）を引く。

　一般に，人間のことばは，形而上學の恣意に依る設定を極として，はたらき出すことはしない。ことばにおける發想を規定するものは，いつも自然科學的世界觀である。
　古代の詩人は，いや，俗物でもおなじことだが，運動してゐないやうにおもわれる物體を實際に運動してゐないものとして，またなにものかであるやうに見えるものを實際になにものかであるとして，のべつに肉眼で見とどけてゐた。たとへば，地球はうごかないやうではなく，うごかないものであつた。またたとえば，銀河は河のやうではなく，天の河であつた。この譬喩はすなわち假定である。古代人はそこから發想して詩をつくつた。發想の根元には，形而上學的神秘感が仕掛けられてゐたのではなく，當時の自然科學的實感が配置されてゐたと考えるべきである。ただその實感の知識内容が科學的に非常に遅れてゐたといふだけである。……
　一般に，現在あたへられた世界觀から，それが絶えずうごくものだといふ認識から發想する。……もはや古代の神秘に，ついこのあひだの十九世紀の靜謐にすら，立ちもどるべき道は絶對に絶たれてゐる。小説が取り扱ふべきものは，このうごく世界像の中における人間エネルギーの運動である。この世界像の中にあつて人間がいかに假定的に生活しうるかといふことのほかには，小説が追及すべきなにものも無い。

第二次世界大戦が終わって5年，未曾有の混乱が色濃く残る1950年に，石川は「人間のことばは，形而上學の恣意に依る設定を極として，はたらき出すことはしない」と記した。この表現の背景に，戦前〜戦中〜戦後を通していくつかの「形而上學の恣意に依る設定」と抗してきた，すこぶる苦く屈託に満ちた長い時間と経験があったであろう事情は，十分了解可能と思う。当時の私は，「なるほどなあ，夷齋先生はあの戦後復興期にこのように書いたのだなあ」と感じた。しかるにその頃の私により新鮮に響いたのは，次の「ことばにおける發想を規定するものは，いつも自然科學的世界觀である」という箇所であり，自分の体験（地球的意識）に引き寄せてこの論を味わった。

つまり当時の私は，石川が述べる「運動してゐないやうにおもわれる物體」が実は「絶えずうごくものだといふ認識」と同様に，"自己の存在や命が，時空を超えて地球全体とつながっているという地球的意識"も「ことばにおける發想を規定する」「自然科學的世界觀」のひとつになると感じたのである。しからば夷齋先生流に言えば，「この世界像の中における人間エネルギーの運動はいかなる形をとるか」「この世界像の中にあつて

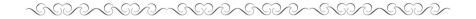

人間がいかに生活しうるか」。

ここから，地球的意識〜宇宙的意識と精神療法の関係について考えてみることにする。今回は，①ロジャーズの中核3条件〜「ともに」の雰囲気（神田橋），②禅〜仏教〜マインドフルネス，③アドラーの共同体感覚という3つの視点に絞って考察する。

初めは，精神療法の基本をなすロジャーズの中核3条件「受容（無条件の積極的関心），共感（共感的理解），一致（口先だけでなく本心で対応する）」〜神田橋（2018）の「ともに」の雰囲気（クライエントが治療関係の中で治療者と「ともに」いると実感・錯覚する体験）との関連。セラピストが「自己の存在や命が，時空を超えて地球全体〜宇宙全体とつながっているという地球的意識〜宇宙的意識」を抱いていると，森羅万象を構成する一員同士であるクライエントとも物質レベルでしっかりつながっているという感覚が生まれる。そしてこの自覚は，精神療法の不可欠な要素である「受容，共感，一致」〜「『ともに』の雰囲気」を実現しようとする際にプラスの材料になると思う。

次は，大井が指摘している地球的意識〜宇宙的意識と禅〜仏教の関連。周知のように，精神療法領域に導入されて近年脚光を浴びているマインドフルネスは，そのルーツが禅〜仏教にある。そのため地球的意識〜宇宙的意識と禅〜仏教の関係を考える営為は，マインドフルネス〜精神療法との関わりももつことになる。

この考察を行う準備作業として，まずは大井が挙げている"般若心経の「色即是空」「不生不滅」という存在論"の具体的な内容を，玄侑宗久（2006）による解説を引用する形で示す。

- 我々が知覚するあらゆる現象（色）は，空性である。つまり固定的実体がない，ということですね（**色即是空**）。……先ほど私は，空性という特性を，自分という現象だけでなく宇宙にも敷衍されたのが世尊であると申しました。これはつまり，世尊が宇宙にも実体はないと考えたということです。実体がないといっても，内部では絶えず変化が繰り返されています。そしてその絶えざる変化こそが，宇宙の創造原理です。

  ある意味では，人間も一つの宇宙です。常に無限の関係性のなかで変化しつづけています。……「我も空である」ということは，当然のことですが「我」には固定的実体がないということです。……何かを見る，聞く，嗅ぐ，あるいは光を受けるだけでも，私たちは少しずつ変化しています。むろん我々の感覚器の能力を超えたモノともしょっちゅう出逢い，少しずつ少しずつ変化しつづけているのでしょう。

- 諸法すなわちあらゆる現象は，本当は生まれもしなければ滅することもない（**不生不滅**）。……これらは全て，脳と感覚機能の連合による，勝

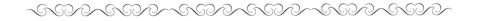

手な判断なのです。……あらゆる命はたえず無限の関係性のなかで変化しながらいろんな形に展開するだけ。そのグラディエーションの、境目のない変化の波の特定のポイントを「誕生」とか「死」と呼ぶのは、物事を固定化したがる脳の仕業ということです。

　無から何かが発生することは、ありえません。何かが生まれたとするなら、それ以前に材料があったはずですし、その材料だって何かが展開した結果でしょう。……そう考えると、「生まれた」という認識も「滅した」という認識もありのままの実相ではなく、じつは脳内に現象した大雑把な「概念」に過ぎません。

　私見では、「何かを見る、聞く、嗅ぐ、あるいは光を受けるだけでも、私たちは少しずつ変化しています」（色即是空）や「あらゆる命はたえず無限の関係性のなかで変化しながらいろんな形に展開するだけ」（不生不滅）という認識は、そのまま地球的意識～宇宙的意識の基盤をなす現代の自然科学的世界観につながる内容だ。

　禅～仏教の修行を行っていない在俗の身で、色即是空～不生不滅という世界観を常々実感をもちつつ生活し、「自己」という思い込みから解放されて確固たる歩みを進める（悟り）のは到底無理にしても、こうした認識の世界を（外部からの推測的～間接的な鑑賞レベルのもので

あれ）折に触れて味わってみることは、クライエント～セラピスト双方にとって貴重な経験になるのではないか。

　最後は、地球的意識～宇宙的意識とアドラーの「共同体感覚」との関連。共同体感覚に関して、アドラー（アドラー／長谷川, 2018）は次のように述べている。（文中の下線は、私がつけました。）

　　人生で起こるすべての問題は3つに分けられます。他者との生活、仕事、愛です。おわかりでしょう、この3つの課題はたまたま遭遇するものではなく、私たちが絶えず否応なく遭遇し、逃げられないものなのです。
　　3つの課題に対する態度は、ライフスタイルによって私たちが返す答えなのです。課題はそれぞれ深く結びつき、正しく解決するには、どれも十分な共同体感覚が必要になります。……<u>この世に生まれ、世界や宇宙の一部となった人間は、共同体とつながることでしか発展、存在できませんでした。</u>共同体のために肉体的にも精神的にも準備を整え、分業してせっせと働き、十分に数を増やしていくしかありませんでした。……社会への関心を土台にした3つの課題が避けられないのならば、それを解決できるのは、共同体感覚を十分にもつ人間だけであることは明らかです。

　アドラーのいう共同体感覚を育てようとする際に、「自己の存在や命が、時空

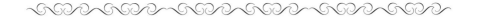

を超えて地球全体〜宇宙全体とつながっているという地球的意識〜宇宙的意識」が促進因子として機能しうるだろう。とすると「①地球的意識〜宇宙的意識を抱く→②それが共同体感覚を育てることにも寄与する」というプロセスを通じて、クライエント〜セラピストの双方がプラスの影響を享受できるかもしれない。

　最近大井の論の中で、学生時代にファインマン〜石川を読んで抱いた認識（地球的意識）と関連の深い内容（宇宙的意識）と遭遇して、「ふと考えた」経験を紹介させていただいた。その中で、地球的意識〜宇宙的意識と精神療法の関連について若干の考察を試みた。地球的意識〜宇宙的意識というテーマは、あるいは読者諸賢におかれては当然至極の内容かもしれない。しかるに、現在必ずしもあまねく認識され論じられているわけでは

ないように見受けられ、精神療法を行う上でも少なからぬ意味をもつ可能性があるため、今回取り上げてみた次第である。

文　献

アドラー／長谷川早苗（訳）(2018) 生きる意味——人生にとっていちばん大切なこと. 興陽館.

ファインマン／坪井忠二（訳）(1963/1967) ファインマン物理学Ⅰ　力学. 岩波書店.

玄侑宗久 (2006) 現代語訳・般若心経. ちくま新書.

石川　淳 (1950/1980) 面貌について. 石川淳選集第13巻　夷齋筆談. 岩波書店.

神田橋條治 (2018) ともに. 精神療法, 44, 318-319.

大井　玄 (2018) 超高齢社会と認知症. 精神療法, 44, 782-786.

第3章

精神療法が根をもつこと

中村　敬

I　はじめに

「根をもつこと，それはおそらく人間の魂のもっとも重要な欲求であると同時に，もっとも無視されている欲求である」(シモーヌ・ヴェイユ) (Weil, 1949)。
　夭折したフランスの思想家シモーヌ・ヴェイユは，固有の国民的環境の中にしか存在しえない魂の部分が，ナチス占領下で根こぎ状況に陥っていることを指摘したのだった。本稿のタイトルはヴェイユの書名から想を得たものであるが，ここでは「根をもつこと」を精神療法に引き寄せて，次のような意味で考えておくことにしたい。それは第一に精神療法に内在する文化的な根（ルーツ）を自覚することである。そして第二には精神療法が人々の日常意識に根をおろすことである。
　上記の観点から，日本の精神療法を問い直すことが本稿の目的である。

II　精神療法に内在する文化的な根（ルーツ）とはなにか

　特定の文化に根をもたない精神療法がありうるだろうか。例えば認知（行動）療法は，認知科学や行動心理学に基づくものであるがゆえに，文化超越的だと見なされることがある。認知療法の指導者であるFreeman, A.は次のように述べている。「治療の目標は，患者が自分の**非機能的**で非理性的な思考に気づき，その思考と行動を現実検討し，……より**適応的・効果的**に対応できるよ

うな方法を身につけることを援助することにある」(Freeman, 1989)。Freeman
は，適応的・効果的（機能的）な思考や行動を認知療法の目標として価値づけ
ているということである。以下に引用するのはプラグマティズムを代表する哲
学者たちの記述である。「すべてのわれわれの理論（思考）は道具的な性格の
ものであり，精神的な仕方における**実在に対する適応**である」(James, W.)（岩
崎，1958)，「それら（われわれの知識―思考）は道具である。……それらの価値
はそれ自身のなかにあるのではなく，それらのはたらきの能力，すなわち使用
された結果において示されるところの**有効性**にある」(Dewey, J.)（山本，1958)。
こうして並べてみれば，認知療法がプラグマティズムを支配的思想とする米国
文化に根をもつことは一目瞭然であろう。

　ことほど左様にあらゆる精神療法は，自覚的であると否とにかかわらず，文
化的な根をもつのである。したがって日本における精神療法を問題にするので
あれば，日本の文化に内在する根をたどることから始めなければならない。近
代日本における精神療法の発展は森田正馬，吉本伊信，古澤平作の肩に負うと
ころが大きい。そこで森田療法，吉本の創始した内観療法，そして古澤の阿闍
世コンプレックスの概念を通覧した上で，精神療法のマトリクスをなす日本の
文化について検討することにしたい。

1. 近代日本における精神療法の発展
1）森田正馬と森田療法
　森田療法の創始者，森田正馬（1874-1938）は，高知県香美郡に生まれた。生
来過敏な子で，9歳の頃近所の寺で極彩色の地獄絵を見て恐怖に襲われ，悪夢
にうなされたことがあり，生涯にわたる死の恐怖の端緒として知られる。14歳
で県立尋常中学に進学し，高知市で下宿生活を始めた頃からは心臓神経症の状
態でたびたび通院したと伝えられる。20歳のとき，腸チフスの病後にパニック
発作が出現し，以後数年間にわたって発作に悩まされることになった。24歳で
東京帝国大学医科大学に入学し，やがて結婚生活を送るようになった頃から
徐々にパニック発作も治まっていったようである。1903年に東京帝大を卒業
後，直ちに精神科，呉　秀三教授の門下に入り，精神療法の研究をテーマに決
めた（野村，1974）。

精神療法研究に着手してから 10 年ほどの間，森田は催眠療法に傾倒したが，後にはこれを対症的な療法にすぎないとして放棄するに至った。そして当時流行の神経衰弱に対して，欧米で開発された種々の治療法を追試していった。例えば米国の Mitchell, S. W. が行った安静療法については，気ままに休みたいときに休むというやり方よりも，ある期間，外の環境から隔離して集中的に安静を図る方法（絶対臥褥）の方が効果的であることを見出した。またスイスの Binswanger, O. が考案した生活正規法（肥胖療法）も取り入れたが，患者の生活を，ただ医師の決めたスケジュールに沿って機械的に送らせるのでは効果に乏しく，もっと患者の自発性を引き出すようなやり方が必要であるとの結論に達した。さらにフランスの Dubois, C. が提唱した説得療法も熱心に追試したが，患者を理屈で説得しようとしても期待した効果は得られなかった。そこで患者自身に行動を通して事実を体験させ，これを後から簡単に解釈するという方法を採用するようになった。その他，巣鴨病院でいち早く精神医療に作業療法を導入した森田は，作業には身体を使って活動することにより広く心身の調和をもたらす意義があることを経験的に知っていた。このように欧米で開発された種々の治療法にいくつかの重要な改良をほどこした末に，自宅に引き取って生活させた患者の著しい改善をきっかけにして，家庭的な環境のもとで絶対臥褥と自発性を重視した作業療法を行い，体得をもたらすという森田療法の原型が生まれたのだった（Nakamura, 2003）。これを森田は「神経質に対する余の特殊療法」として発表し，後に森田療法と呼ばれるようになったのである。

　森田は自らの治療観を次のように述べている。「凡そ病の療法は此自然良能を幇助して，これを発揮増進せしめ，以って常態に復せしめ，更に進んで病に対する抵抗力を益々増進せしむるにある」（森田，1974a）。自然良能＝自然治癒力への信頼を土台にした森田療法の要諦は，神経症の患者のとらわれを打破し，あるがまま（自然服従，事実唯真）の姿勢を導くことにある。「あるがまま」とは，とらわれのないこころの在り方の謂であるが，森田は禅の言葉を借りてその境地を「まさに無所住にして，その心を生ずべし（無所住心）」と表現している。「無所住心とは，吾人の注意が，或る一点に固着，集注することなく，而かも全精神が，常に活動して，注意の緊張，遍満して居る状態であらう」

78　第二夜　精神療法を識る

（森田，1974c）。

　このように森田は，自らの治療理論を説明するために禅の言葉をしばしば用いたこともあって，森田療法と禅との類似性がこれまでたびたび指摘されてきた。森田自身は自らの療法が禅から導かれたものではないことを言明しているが，森田療法と禅にある程度の共通性があることは否定できない。その一方，両者の間には明らかな相違も認められる。禅では「不立文字」と言われるように，言葉による分別（論理）を飛び越えることに重きが置かれる。「平田精耕老師は……『安心・不安に関係なく必要な生活をする』という森田の趣旨を『禅と同じだ』と肯定しながらも，『ただし禅はそれを，ことばを用いずにやる』と述べた」とのことである（宇佐，2004）。一方森田療法では，日記指導に見られるごとく，患者の体験を導き，跡付ける手立てとして言葉が重要な役割を担っている。患者と治療者との対話は必須の要素に他ならない（中村，2013）。

　さらに森田が，禅だけではなく浄土真宗の開祖である親鸞にたびたび言及していることも忘れるべきではない。「親鸞上人も，こんな風でないかと思われる。……疑わしいけれども，さしあたり神経質の治療に行き詰まったから，しかたなしに森田にまかせる。疑いながら，森田のいうとおりに実行する。これを私は，従順と称している。……従来治療に多く遍歴して，迷い尽くした人ほど，その成功も大きいのである」（森田，1975c）。「親鸞上人が，偉くなったのは，自分が愚鈍であり悪人であると，悟ってからのことです。赤面恐怖の人でも，自分は，身勝手・わがままであり，人に思いやりがないとかいうことを自覚するようになったら，心機一転して，たちまちに治るのである」（森田，1975d）。患者がはからいを重ねた末に自己の無力を思い知り，「疑いながら，しかたなしに，森田にまかせる」ことを是とする言説には，たしかに親鸞の他力思想の影響を認めることができるだろう。

　２）吉本伊信と内観療法

　内観療法の創始者である吉本伊信（1916-1988）は，奈良県大和郡山市にて浄土真宗の篤信家であった父母のもとに生まれた。9歳のとき妹が死去。信仰心を強めた母の影響で経典を学ぶようになった。後に妻の伯父を通して諦観庵の駒谷諦信師を知ることになった。諦観庵は西本諦観師が起こした真宗系の一

第3章　精神療法が根をもつこと　79

派で「身調べ」を信仰獲得の手段としており，駒谷師はその三代目であった。妻の伯父や駒谷師の導きにより 1936 年から身調べを始めた吉本は，1937 年，4 回目の身調べで人事不省に陥った後，ついに「筆舌に尽くしがたい」宿善開発を得たという（吉本，1965）。その後吉本は駒谷師と共に，身調べを宗教色や身体的苦行の要素を除去した自己探求法へと改良し，1941 年に集中内観を基本にする内観法の形式を整えた。1968 年には「お世話になったこと，して返したこと，迷惑をかけたこと」の 3 点に集約される内観 3 項目が確立した。内観法は 1950 年代から犯罪者や非行者の矯正教育に取り入れられ普及していったが，後に精神医学や心理学の分野にも知られるようになり，アルコールや薬物依存に対する精神療法として導入され，近年は神経症，心身症や気分障害などにも適応が広げられている（川原，1996）。

　内観療法の治癒機転について川原は次のように述べている。内観 3 項目の回想から起こった愛情体験の想起と自己中心性の認識から，恩愛感と自責感が，身近な人たち，ことに母に対する関係の上でこんこんと湧き起こり，生かされている喜びが体験される。恩愛感と自責感は車の両輪のごとくに他を駆動して自己認識を変革していき，自己を客観的に見る心的態度と相手の立場に立って考えるこころの態度が獲得される（川原，1996）。また石田は，内観による心的転換は，相対的自我の自力によるものではなく，具象的な自己の母の無限の愛，すなわち絶対的な母親像であり，そこに内観の特色があるという（石田，1970）。

　ところで内観療法の源流である身調べは，屏風の中で飲まず・食わず・眠らずの状態で「今死んだら，自分の魂は何処へ行くのか，真剣に無常を問い詰めて，身・命・財を投げ捨てる思いで反省せよ」という課題を与えられるものだった（川原，1996）。こうした苦行荒行は，浄土真宗本流から見れば異端（異安心）であり，むしろ自力の行といった方が相応しい。真宗本来の視点からすれば「私の修行は，煩悩にけがれたむなしい行であり，成仏のためにはまったく役に立たない……この念仏のほかに，さらに私のなすべき修行はまったくありません」[1] ということになるからである。

＊1　浄土真宗本願寺派研修部　http://www.asahi-net.or.jp/~yi9h-uryu/qa/bukkyouQ&A-00-2-15-gyou-kaitou.htm

このように，浄土真宗（阿弥陀信仰＝他力仏教）を源流とする内観にも自力の要素が含まれていることは，先に述べたように禅（自力仏教）と関係の深い森田療法にも他力の要素が含まれていることとあわせて，まことに興味深い。この点は改めて後で考察することにしたい。

３）古澤平作と阿闍世コンプレックス

　小此木によれば，日本で最初にフロイトの理論を紹介したのは在野の研究者であった大槻憲二であるが，精神医学者としては東北帝大教授，丸井清泰が最初の精神分析の紹介者として知られている。丸井は1919年に米国，ジョンズホプキンス大学に留学し，A. Meyer のもとで精神生物学を学ぶ傍ら，フロイト全集に接し感銘を受けた。東北帝大に戻り，直ちに精神分析の講義を始め，後には精神分析的視点から教科書を編纂した。しかしながら，丸井は精神分析を精神病理学理論として理解するにとどまり，治療としての精神分析技法を統合的に把握するには至っていなかった。日本精神神経学会では，丸井とその学派による発表に対して，森田とその弟子たちが自らの臨床経験を根拠に厳しい批判を加え，両グループ間の激しい論争は学会の名物になっていたという。

　東北帝大グループの中で，当時助教授であった古澤平作（1897-1968）は，実践の裏づけがない丸井らの思弁的な精神分析学に疑問を抱き，直接精神分析を学ぶことを志して，1932年，ウィーンの精神分析協会に留学したのだった。ウィーンでは R. Sterba から教育分析を，P. Federn から個人精神療法のスーパービジョンを受けたという（Okonogi, 2004）。また1931年に，東北帝大医学部の機関誌に掲載された阿闍世コンプレックス理論の嚆矢となる論文「精神分析學上より見たる宗教」を独訳し，留学先でフロイトに提出した。古澤は帰国後の1934年，精神分析クリニックを開業する。1954年には先の「精神分析學上より見たる宗教」のタイトルを「罪悪意識の二種——阿闍世コンプレックス」と改め，精神分析研究第1巻に掲載した（大宮司・森口，2008；古澤，2001）。翌1955年には日本精神分析学会を創設し初代会長となった。

　古澤の阿闍世コンプレックス理論は，仏典の中にある阿闍世王説話から想を得たものである。森口（2003）および大宮司・森口（2008）によれば，阿闍世王説話の原典は大般涅槃経であるが，他に観無量寿経など多数の仏典に記さ

第3章　精神療法が根をもつこと　81

れている。また親鸞は教行信証信巻においてこの説話を引用している。阿闍世王説話とは，インド，マガダ国，王舎城の頻婆娑羅王，韋提希王妃の息子，阿闍世をめぐる物語である。森口らによれば，仏典によって説話の内容にはさまざまなバリエーションがあるが，概略次のように要約される。父王（頻婆娑羅）が仙人（阿闍世の前世）を，その死を待ちきれず（もしくは狩りの不振の腹いせに）殺害する。阿闍世は世俗的欲望（もしくは提婆達多の教唆）により父王を幽閉し死に至らしめる。さらに幽閉された父へ差し入れを行っていた韋提希にも怒りを抱き，殺害未遂の末に幽閉する。殺父の後悔により阿闍世は発病する。幽閉された韋提希が嘆き，釈尊から説法を受け救済される。耆婆大臣の勧めで，阿闍世も釈尊から説法を受け救済される（森口，2003；大宮司・森口，2008）。

　上記のような阿闍世王説話を，古澤とその弟子の小此木は以下のように再構成した。阿闍世の母，韋提希は，容色の衰えと父王の寵愛の薄れに煩悶する。父王の愛を繋ぎとめるために子どもを望んでいた折，森の仙人が3年後に死んで自分の胎内に生まれ変わるという予言を聞く。待ちきれずに韋提希は仙人を殺害。その後，阿闍世を身ごもるが，恐ろしくなって堕ろそうとした挙句，高い塔から産み落とす。後にその経緯を知った阿闍世は，母を殺そうとするが，罪悪感のために流注という悪病にかかる。韋提希は阿闍世をゆるし，悪臭を放つ息子を献身的に看病する。母の苦悩を知った阿闍世も母をゆるし，母子の一体感を回復する（救済される）（小此木，1982）。

　要するに古澤・小此木は，本来は父親殺しの主題である阿闍世王説話を，母子関係の葛藤に改変したのである（森口，2003；大宮司・森口，2008）。古澤は，母を愛するがゆえに父を殺害せんとする欲望傾向（エヂポス錯綜）に，母を愛するがゆえに母を殺害せんとする欲望傾向（阿闍世錯綜）を対置した（大宮司・森口，2008）。さらに小此木は阿闍世を救済したのは釈尊ではなく韋提希だという変更を加えて，理想化された母子一体感→幻滅と怨み→殺意と罪悪感（懺悔心）→相互のゆるし→一体感の回復という阿闍世コンプレックス理論を定式化した。「阿闍世コンプレックスは……欧米の『罪に対しそれを罰し，償わせる』という父性原理と対照的な，『罪をゆるし，ゆるされる』という母性原理の形であらわれる」（小此木，1982）。このようにいささか強引な再構成のモチーフに

は，日本人の分析治療では欧米人と比べて母子関係の問題，母に対するアンビ
バレンスが主題になりやすいという事情があったといわれる。土居の甘えの理
論もまた，母子関係の問題から導かれたことはよく知られている。土居によれ
ば甘えの心理の原型は母子関係に見出され，甘えの心理は「人間存在に本来つ
きものの（母子）分離の事実を否定し，分離の痛みを止揚しようとすることで
ある」（土居，1971）。

　4）森田・吉本・古澤の精神療法に対する仏教の影響

　これまで森田療法，内観療法，そして古澤の精神分析の鍵概念である阿闍世
コンプレックスを通覧してきた。これらの精神療法にはいずれも直接，間接に
仏教の影響が認められるが，なかでも鎌倉時代以降の日本の仏教を代表する
禅―自力思想―父性原理と浄土信仰―他力思想―母性原理という二つの系列
が微妙に配分を違えて混交しながら，その影響を及ぼしていたことが見て取
れる（表3-1）。例えば森田療法は，先述したように禅との共通性を有し，絶
対臥褥のセッティングや作業三昧の強調に見られるように，はからいを捨て
て自己自身に向き合い，また作業＝行為に没入することが求められる。こうし
た自力の回復機転は，しかしながら家庭的な治療環境の支えがあって初めて
可能になるのであり，患者の心的転回は，迷いの末に出会った治療者との対話
を通して導かれ，かつ跡付けられるのである。つまり自力を補う他力の要素
が，治療者や治療環境の支えとして森田療法には組み込まれているのである。
内観療法には浄土真宗の影響が明らかであり，絶対的な母親像が治癒機転に
なること，また内観者を受容し2時間ごとに面接を続ける指導者の存在に，他
力の要素が凝縮しているといえよう。けれども内観は身調べを源流にし，屏風
に隔てられた環境において内観3項目の徹底的な回想が求められるところに
自力の要素が混入していることは，すでに指摘した通りである。他方，精神分
析の背景にはユダヤ・キリスト教文化が存在し，父子関係を基盤にしたエ
ディプス・コンプレックスを解釈と徹底操作を通して洞察するという治療プ
ロセスは，父性原理に導かれたものである。しかしながら古澤・小此木の阿闍
世コンプレックスは母子関係を基盤にした概念であり，彼らの理論はユダヤ
―キリスト教的な父性原理に立ち自立を促す精神分析の方法に，無限にゆる
し受容する母性原理＝阿弥陀信仰を融合させようとする試みであったといえ

第3章　精神療法が根をもつこと　83

表3-1　森田療法・内観・古澤の精神分析にみられる自力と他力の要素（中村，2013）

	自力の要素（父性原理）	他力の要素（母性原理）
森田療法	禅との共通性 絶対臥褥 作業三昧	親鸞の影響 治療者との対話 家庭的治療環境
内観療法	身調べが原型 内観3項目を徹底的に回想 屏風に隔てられた環境	浄土真宗が源流 絶対的な母親像が回復機転 指導者と環境による受容
古澤の 精神分析	ユダヤ・キリスト教が背景 エディプス・コンプレックス 解釈と徹底操作 「エスあるところに自我あらしめよ」	浄土真宗の影響 阿闍世コンプレックス 怨み→懺悔心→ゆるし 一体感の回復

る。

　そもそもあらゆる精神療法は，自力（父性原理）と他力（母性原理）の両面を有している。おのおのの精神療法は，ただ両者の配分が異なるのだといえるかもしれない。さらにいえば，日本で生まれた精神療法は「自力」と「他力」のどちらを主に歩んでも，最終的な回復機転として自我を超えた働き（自他一体の関係）に行き着くところが特徴なのである。そこにはわが国の文化，メンタリティの通奏低音としての自然（じねん）思想が認められる（中村，2013）。

2．日本文化の構造と精神療法

1）日本における自然思想の系譜

　ここでいう自然（じねん）思想とは，人為を離れ，おのずから生成発展する力に委ねることをよしとし，また自・他・自然を一体のものと見なすような観点である。おのずから生成発展する力とは自然を時間的にとらえたものであり，自・他・自然の一体性とは空間的に把握したものだということもできる。このような自然観は，人間が神に近い理性をもって，神の支配下にある自然（法則）を把握し，統御すべきであるといったキリスト教的な自然観とは対蹠的なものである。

　自然思想の起源は古に遡る。そもそも日本の固有信仰である古神道は自然信仰と祖先信仰を基軸にしており，八百万（やおよろず）の神々というようにあらゆる自然の存在をそのまま信仰の対象としてきた。また中国で生まれた道教は，老子

84　第二夜　精神療法を識る

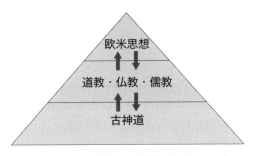

図3-1　日本文化の多層構造（中村，2013）

の「無為自然」という言葉に示されるように，人為を捨てたとき，ありのままの真実が現れるのであり，それに従って生きることをよしとする思想であった。禅にせよ浄土教にせよ，インド仏教が中国の地において道教の影響を受けながら独自に発展したものである。道教的な自然思想は陰陽道として直接に伝来した他，これらの仏教や漢方医学を通して間接的に日本人の精神生活に影響を及ぼしてきた。日本の知識層に大きな影響を与えた禅は，道元が「山河をみるは仏性をみるなり」（森本，2003）と述べたように，自己が山河＝万物＝自然と一体にあるという観点に立つ。またよく知られているように，親鸞は「自然法爾」，すなわちはからいを捨てきったとき一切の存在はおのずから真理にかなうと説いたのだった。さらに儒教も日本においては，江戸期の朱子学者であった貝原益軒が「人の身は父母を本とし，天地を初とす」（貝原，1982）と述べたように，人間は天地＝自然から生まれ，終生その恩恵に浴していることが強調される。このように日本の文化，メンタリティの土台には古代からの自然信仰があり，こうした土台の上に仏教を始め道教や儒教などの外来思想を受け入れ，混交しながら独特の自然観として日本の文化の底流をなしていったのである。さらに明治以降は，その上に欧米思想が大挙輸入され，図3-1に示したような文化の多層構造を形成することになったのである（中村，2013）。

　こうした日本文化の構造について，丸山（1961）は，「自己を歴史的に位置づけるような中核あるいは座標軸にあたる思想的伝統はわが国には形成されなかった」と，批判的にとらえている。丸山によれば，わが国では「一定の時間的順序で入ってきたいろいろな思想が，ただ精神の内面における空間的配置

をかえるだけでいわば無時間的に併存する傾向をもつ」という。特に「『神道』はいわば縦にのっぺらぼうにのびた布筒のように，その時代時代に有力な宗教と『習合』してその教義内容を埋めてきた。この神道の『無限抱擁』性と思想的雑居性が，先に述べた日本の思想的『伝統』を集約的に表現している」（丸山，1961）と論じた。このようにさまざまな思想が相互のコミュニケーションに乏しいまま群居している様相を，丸山はタコツボ型文化と称し，ヨーロッパのようにギリシャ―中世―ルネッサンスという共通の伝統を根に有し，末端が専門的に分化していくササラ型文化に対置したのだった（丸山，1961）。

　２）現代日本の精神療法をめぐる状況

　ここでは考察の手がかりとして，日本の精神医学の最も包括的な教科書シリーズのうち精神療法の巻に採用された精神療法の種類を列挙することによって，全体像を俯瞰することにした。1978年中山書店発刊の『精神医学大系第5巻A』には，精神分析の項目に82頁が割かれ，阪本による精神分析学（主として自我心理学），西園による技法と症例が収録されている。それに続き現存在分析療法，逆説志向，森田療法，刺激遮断療法，内観療法，行動療法，自律訓練および催眠療法，患者（来談者）中心療法，心理劇，遊戯療法，芸術療法，集団精神療法，家族精神療法の順に項目が立てられている（笠原・島薗，1978）。それからおよそ20年後，1999年に同じく中山書店から刊行された『臨床精神医学講座第15巻　精神療法』に採用されたのは，力動的精神療法（自我心理学派，対象関係論，Klein学派，自己心理学派，Lacan学派，Jung学派），森田療法，催眠療法（自律訓練を含む），現存在分析療法，集団精神療法，カウンセリング，バイオフィードバック，内観療法，交流分析，行動療法，認知療法，芸術療法（絵画療法，音楽療法，詩歌療法），遊戯療法，サイコドラマ，家族療法，社会生活技能訓練（SST）と精神科リハビリテーション（掲載順）である（岩崎・小出，1999）。後発のシリーズに新たに取り入れられた理論と技法，すなわち比較的新しく輸入されたものには下線を引いた。こうしてみると欧米で生まれた大部分の精神療法が取り入れられていること，また20年ばかりの間に精神分析や芸術療法の細分化が進む一方，認知療法やSSTなどの新しい潮流が浸透してきたことがわかる。さらに2000年以降は，認知行動療法が精神療

法におけるメインストリームの位置を占めるようになったと共に，仏教思想の影響を受けたマインドフルネス認知療法，弁証法的行動療法，アクセプタンス・コミットメント・セラピーなど“第3世代”の認知行動療法も次々に紹介されているのが現状である。

　このように第二次大戦後，日本には欧米の精神療法があまねく紹介導入され，それぞれの学派は理念的対立をとことん押し進めることなく，（タコツボ的に）共存しているのである。こうした背景には，明治以降の欧化主義に加えて，第2次大戦後の米国文化への傾倒があるだろうことは言うまでもない。しかしそれ以前からわが国には，あらゆる外来文化をそのまま受け入れていく無原則な寛容さ，丸山のいう神道の「無限抱擁」性と思想的雑居性が存在した。これに古代からわが国に存在した常世信仰を加えてもよかろう。常世とは海の彼方・または海中にあるとされる理想郷であり，マレビトの来訪によって富や知識，命や長寿や不老不死がもたらされる「異郷」を指す。私たちの祖先は，こうした海の彼方の異郷に深い憧れを抱いていたのである。要するに海外の文化の輸入に心血を注ぐ姿勢は，太古の時代以来のわが国の文化的伝統だといっても過言ではないのである。

　さらにまた，外来思想に対する日本文化の「無限抱擁」性は，柄谷がいうように漢字，カタカナ，平仮名という3種の文字を使い分ける日本語特有のエクリチュールにも根ざしている。柄谷によれば，漢字は日本語の内部に吸収されながら，同時に常に外部的なものにとどまっている。それゆえ漢字で書かれたものは，外来的で抽象的なものだと見なされることになる。カタカナは，もともとは仏典の読み下しのために用いられていたが，明治以降は主として欧米から輸入された概念，事物を表示するようになった。他方，平仮名（やまとことば）は，それがどこから来たものであろうと，起源が忘れられ平仮名で表記しても不自然でないほどに定着した言葉を意味するものである。このようなエクリチュールを特徴とする文化においては「漢字やカタカナで受け入れたものは，所詮外来的であり，だからこそ，なにを受け入れても構わないのである。……しかし，それらは，所詮漢字やカタカナとして表記上区別される以上，本質的に内面化されることなく，また，それに対する闘いもなく，単に外来的なものとして脇に片づけられるのである」（柄谷，

第3章　精神療法が根をもつこと　87

1997)。

　それゆえ，次から次へと輸入される精神療法は漢字やカタカナで表記される知的情報として精神科医や心理学者には容易に受容される一方，患者の日常生活やメンタリティの基層とは隔たった表層的な知として上滑りしていく危険を常に孕んでいる。欧米の精神療法が日本に次々輸入されては短い流行を呈するのと裏腹に，日常臨床においては依然として精神療法が十分に生かされているとは言い難い状況が続いていないだろうか（Nakamura, 2006）。そうであるなら，どうすれば精神療法は人々の日常意識に根をおろすことができるのか，改めて検討がなされねばならないだろう。

Ⅲ　精神療法はどうすれば患者の日常意識に根をおろすだろうか

　精神療法が知的に上滑りすることなく患者の日常意識に根をおろし，メンタリティの奥深くに届くには，どのような経路がありうるのか。以下，森田療法を通して考察を進めることにしたい。

1．体験的自覚（体得）

　森田療法では知的理解を超えた体得を重視し，患者がその都度の今，目前の作業に打ち込むよう促していく。「理屈を先に立てて，実行をそれにあてはめようとするときに，『思想の矛盾』になり，迷妄になり，事実を先に立てて，これを解説するときに，初めてそこに真理が現われるのである」（森田，1975e）「『事上の禅』ということがあるが，修養は単なる座禅ではない。ことごとに実際にあたるのが本当の修養である」（森田，1975b）。「私は，常に実行について，『物事に当たって，これを見つめよ』と教える。例えばいま大工の仕事を見る。その手際に感心する。手伝ってみる。自分の不器用さがわかる。やり方を知る。工夫する。上達する。……『なんでもただ現実を見つめさえすればよい』」（森田，1975c）。このように森田は，行為を通して事実を見ること，またその事実に従って行為していくことを繰り返し説いていた。

　それに対応するように，森田療法を受けた患者たちは，作業を通してしばし

88　第二夜　精神療法を識る

ば次のような気づき（自覚）を得ている。「今日は忙しかった。自分の心が絶へ
ず流れ動いて居るという事実を，素直な気持ちで，眺める事が出来る」（森田，
1974d），「秀さんは，吹き出しながら『其火箸は曲がって居るようですね』と
いった。『いや，自分は不器用だからです』といったが，他の火箸を使って見る
と，なるほど前よりもよくはさめる。物自体を見ないで，頭から，自分を無能
力と定めて，かかっていた誤りを，此処でも発見した」（森田，1974e），「人間関
係が少しギクシャクしてあまり気分はよくなかったが，チューリップの棚作り
に打ち込んでいたら，それが楽しくなり没頭した。（治療者のコメント：この
打ち込む体験を積み重ねてください）」。先の二つは森田の治療を受けた入院患
者の日記の抜粋であり，三番目は筆者の受けもった患者の日記からの引用であ
る。

　患者が思想の矛盾＝古い認知の殻を破るには，身をもっての行動（体験）か
ら得られる気づきが決定的に重要だということである。この場合の気づきは客
観的，因果論的な認識の形ではなく，むしろ内側から湧き起こる直観や身体感
覚に近いものであろう。こうした個別の体験知が他の領域に拡張されていくこ
とで，総体としての認知的変化が生じるのであり，それはボトムアップ的なプ
ロセスというべきである。このような具体的，身体的な体験とそれに伴う自覚
こそ，認知の土台＝基礎構造に他ならない。「論理的推論は，身体化された具
体的経験や，きわめて身近なことに関する問題解決から創発する」（Johnson，
1987）。

2．体験知の定着

　見てきたように森田療法では，作業や生活の実践によってもたらされた体験
的自覚（直観）が重視される。だがそのような観点は森田療法に限ったもので
はない。そもそも東アジアには，知的理解（言葉による理解＝分別）の限界を
強調し，体験的自覚，直観的理解を重視する文化的伝統があった。禅のいう不
立文字がよく知られているが，荘子も「言をもって論ずべきものは物の粗な
り」と述べ，物事の真理は言語化しえない地平にあると説いていた（森，1994）。
では体験知を概念化・論理化しないとすれば，それをどのようにして定着させ
ることができるだろうか。文化的伝統の中にその答えを探すと，仏教の偈

（頌）のように体験知を象徴的（隠喩的）に表現する方法が見出される。

　雲青天に絶えて鶴の意閑なり，波古岸に連なって魚行護し
　誰人か眼を此の参際に著けん，百尺の竿頭一進の間
　　　　　　　　　　（道元『永平広録』巻十）（道元／大谷，2014）
　凡聖逆謗，ひとしく回入すれば，衆水，海に入りて一味なるがごとし
　　　　　　　　　　　　　　　　　　　　（親鸞「正信偈」）*2

　森田療法家もまた患者の転機となるような体験に対し，しばしば隠喩的な表現を用いて跡付けてきた。「森田療法の治療者がよく用いるのが，比喩やことわざである。先に紹介した天気の喩えの他にも，気分を川の流れに喩えて自然に流転していくことを暗示したり，強迫観念を空に浮かぶ雲に喩えることはしばしばなされている。……これらの比喩はいずれも視覚的イメージを強く喚起する働きがある。強迫傾向を有する患者は往々にして知性化の傾向が強く，理屈で説得しようとすれば言葉にとらわれて藪の中に入り込むことが少なくない。このような患者には，理屈のかわりに比喩を活用して，直観的な理解を促す方法が効を奏するのである」（中村ら，2009）。

　例えば森田は，「一波を以て一波を消さんと欲す，千波万波（漂）交々起こる」という喩えによって，不安や症状をやりくりしようとする態度が，かえってこれらを増強する結果になることを示した（森田，1975a）。また日々症状の有無を確認している患者には「挿し木をさして，毎日それがついたかどうか，引き抜いて確かめているようなものだ」と喝破したのだった（高良ら，1994）。その他，とらわれ（悪循環）を「繋驢橛」，あるがままの境地を「柳は緑，花は紅」というように，禅で用いられてきた隠喩を引用して説明することもしばしばであった。現代の森田療法家も「感情は天気，不安は一時の雨模様」（中村，1999），「パニック発作は夕立のようなもの」（中村，2011）といった隠喩をよく用いている。

　ここでいう隠喩は，修辞学でいう狭義の隠喩（暗喩）のみならず，直喩や換

＊2　真宗大谷派東本願寺HPより　www.higashihonganji.or.jp/sermon/shoshinge/shoshinge21.html

喩なども広く含むものとする。M. Johnson (1987) によれば，隠喩とはある経験の領域を別種の他の領域によって理解し構造化する過程であり，具体的，物理的なものから抽象的，非物理的なものへという方向性を有するという。そこで森田の用いた隠喩，「吾人の身体機能，精神現象は，時々刻々絶えざる変化流動である。川の水が流れ流れて止まないようなものである」(森田，1974b) を手がかりに，さらに考察を進めることにする。この隠喩（正確には直喩）の構造は以下のようなものである。

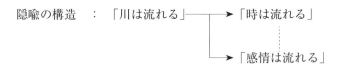

　隠喩の基礎になる具体的体験とは，私たちの誰もが見たことのある川の流れの記憶である。こうした具体的な経験が時間意識に投射されることで，時間は継続的な流れとして理解される。また川の流れの記憶は，身体機能や感情の変化という内的経験にも投射され，しかもこれらの内的経験の流れは時間の流れと同時的にリンクしているのである。言い換えれば，この隠喩によって視覚的記憶，時間意識，感情体験が〈流れのイメージ〉としてつながり，ひとまとまりの認知として定着する（根をおろす）のである。さらにそれは文化に内在する隠喩的表象（川の流れ＝無常）にも連結する。「ゆく河の流れは絶えずして，しかも，もとの水にあらず。淀みに浮かぶうたかたは，かつ消えかつ結びて，久しくとどまりたる例なし。世中にある人とすみかと，またかくのごとし」（鴨長明『方丈記』）(鴨／西尾，1957)。このような隠喩的表象は文化の古層に沈んでしまったわけではなく，現代人の意識にも脈々と生き続けている。例えば次のような歌詞がある。「知らず知らず歩いてきた　細く長いこの道　生きることは　旅すること　終わりのないこの道　雨に降られてぬかるんだ道でも　いつかはまた晴れる日が来るから　ああ川の流れのように　おだやかに　この身をまかせていたい」(作詞：秋元康，1989年「川の流れのように」より)。美空ひばりの遺作になったこの歌は平成の初めに大ヒットし，今でも広く歌い継がれている。最近の歌にも，次のような詞が見出される。「どうせ生まれたからにゃ

<u>生命の限り旅を続けよう　時を駆けるよ　Time goes round　変わりゆく My hometown　川の流れのように</u>」（作詞：桑田佳祐，2014 年「東京 VICTORY」より）。

　Lakoff と Turner（1989）は，主として英文の語法の分析から「基本的な隠喩」を見出し，それらの隠喩は「われわれの文化の成員が世界を理解する方法の一部である」という。先に挙げた二つの歌詞を見直すと，「川の流れ」の隠喩だけでなく，〈時間は変化をもたらすものである〉⇒〈時間は天気（の変化）である〉，〈人生とは道である〉，〈人生とは旅である〉といった，Lakoff らのいう基本的な隠喩が散りばめられていることがわかる。こうしてみると，基本的な隠喩は文化を超えて人々に共有されている可能性も指摘できるのである。

　森田療法に論を戻そう。患者の体験的気づき（自覚）に対して治療者が先に示したような隠喩的表現をもって跡付け，患者と共有するとき，そのような気づきは抽象的な理屈ではなく，日常生活の経験や意識に根をおろす（内在化する）ことになる。しかもこうした隠喩とそれに伴うイメージを介して，個別の気づきはやがてさまざまな体験に結び合わされ，拡張されていくのである（中村，2016）。

Ⅳ　おわりに

　「精神療法が根をもつ」とは，精神療法に内在する文化的な根（ルーツ）を自覚すること，そして精神療法が人々の日常意識に根をおろすことである。

　こうした定義を出発点に，まず日本の精神療法の根をたどることにした。近代日本の精神療法を代表する森田療法，内観，古澤の精神分析には，自力思想―父性原理と他力思想―母性原理という二系列の仏教思想がその影響を及ぼしていた。しかも，これらの精神療法は最終的な回復機転として自我を超えた働き（自他一体の関係）に行き着くところが特徴であり，そこには古神道に端を発する自然（じねん）思想の影響が認められた。こうした自然思想を底流にする日本の文化は，外来の思想を次々に受容し，多層構造のうちに取り込んできたのである。それは三種の文字を使い分ける日本語表記にも根ざしている。このような文化的土壌にあっては，輸入された精神療法は主として漢字やカタカナで表記

される知的情報として，精神科医や心理学者には容易に受容されるものの，患者の日常生活とは隔たった表層的な知として上滑りしていく危険を孕んでいる。

　それでは精神療法が人々の日常意識に根をおろすためには，どのような経路がありうるだろうか。森田療法を通して見出されたのは，次のような道筋であった。体験的自覚（体得）を重視することには，身体的，具体的な経験という認知の基礎構造に立ち還り，土台から新たな認知を創発させる意味がある。そして治療者と患者の間に隠喩が共有されることで，患者の体験的直観は日常意識に浸み込む（根をおろす）と共に，隠喩を介してさまざまな体験に結びつき，拡張していくのである。

　このようにみてくると，精神療法が日常意識に根をおろすための条件は，文化の中に胚胎されていたといえる。つまり精神療法が人々の日常意識に根をおろすこととは，結局のところ精神療法に内在する文化的な根（ルーツ）を自覚することに他ならなかったのである。しかしそのようにして見出された条件は，必ずしも文化特異的なものではないのかもしれない。日本あるいは東アジアで伝統的に重視されてきた体験的直観や隠喩的表象が，Johnson や Lakoff らの認知意味論的な考察と少なからず重なり合うことは，文化を超えた共通性を示唆しているとは言えないだろうか。

　いずれにせよ精神療法が根をもち根を張るためには，いかなる精神療法であろうとも，治療体験から得られた患者の知が内在化される条件を，自らの文化との関連で問い直してみる必要があるだろう。

文　献

大宮司信・森口眞衣（2008）阿闍世コンプレックスという名称に関する一考察．精神経誌，110(10)，869-886.

道元／大谷哲夫（訳）（2014）永平広録　真賛・自賛・偈頌．講談社学術文庫．

土居健郎（1971）甘えの構造．弘文堂．

Freeman, A. (1989) The Practice of Cognitive Therapy．遊佐安一郎（監訳）（1989）認知療法入門．星和書店．

石田六郎（1970）内観分析療法．精神分析療法，2，15-25.

岩崎武雄（1958）プラグマティズムの思想史的意義．岩崎武雄（編）講座　現代の哲学Ⅲ　プラグマティズム．有斐閣，pp.1-31.

岩崎徹也・小出浩之（編）（1999）精神療法：臨床精神医学講座 第15巻．中山書店．

Johnson, M.（1987）*The body in the mind: The bodily basis of meaning, imagination, and reason.* Chicago: University of Chicago. 菅野楯樹・中村雅之（訳）（1991）心のなかの身体．紀伊國屋書店．

貝原益軒（1982）養生訓．講談社学術文庫．

鴨 長明／西尾 實（校注）（1957）方丈記．日本古典文学大系 方丈記 徒然草．岩波書店．

笠原 嘉・島薗安雄（編）（1978）精神科治療学Ⅰ，現代精神医学大系 第5巻A．中山書店．

柄谷行人（1997）日本精神分析再考．文学界，11月号，158-177．

川原隆造（1996）内観療法．新興医学出版社．

高良武久・清水 信・佐々木三男，他（1994）森田先生の思い出――高良先生を囲んで．森田療法学会誌，**5**(2)，313-322．

古澤平作（2001）罪悪意識の二種――阿闍世コンプレックス．小此木啓吾・北山 修（編）阿闍世コンプレックス．創元社，pp.72-83．

Lakoff, G., & Turner, M.（1989）*More than cool reason.* Chicago: The University of Chicago. 大堀俊夫（訳）（1994）詩と認知．紀伊国屋書店．

丸山真男（1961）日本の思想．岩波新書．

森三樹三郎（1994）老子・荘子．講談社学術文庫．

森口眞衣（2003）阿闍世王伝説と「阿闍世コンプレックス」．北海道大学大学院文学研究科研究論集，**3**，39-57．

森本和夫（2003）正法眼蔵読解（1）．ちくま学芸文庫．

森田正馬（1974a）精神療法の基礎．森田正馬全集1．白揚社，pp.152-171．

森田正馬（1974b）神経衰弱及強迫観念の根治法．森田正馬全集2．白揚社，pp.71-278．

森田正馬（1974c）神経質の本態及療法．森田正馬全集2．白揚社，pp.279-393．

森田正馬（1974d）入院患者の日記から（1）．森田正馬全集4．白揚社，pp.87．

森田正馬（1974e）入院患者の日記から（2）．森田正馬全集4．白揚社，pp.150．

森田正馬（1975a）第2回形外会．森田正馬全集5．白揚社，pp.26-27．

森田正馬（1975b）第3回形外会．森田正馬全集5．白揚社，pp.28-34．

森田正馬（1975c）第19回形外会．森田正馬全集5．白揚社，pp.189-200．

森田正馬（1975d）第40回形外会．森田正馬全集5．白揚社，pp.430-449．

森田正馬（1975e）第54回形外会．森田正馬全集5．白揚社，pp.610-622．

中村 敬（1999）森田療法．岩崎哲也・小出浩之（編）臨床精神医学講座15 精神療法．中山書店，pp.117-134．

Nakamura, K.（2003）*The formation and development of Morita therapy. Two millennia of psychiatry in west and east.* Tokyo: Gakuju Shoin, pp.125-132．

Nakamura, K.（2006）The history of psychotherapy in Japan. *International Medical Journal*, **13**(suppl. 1), 13-18.

中村 敬・北西憲二・丸山 晋，他（2009）外来森田療法のガイドライン．森田療法学会誌，**20**，91-103．

中村 敬（2011）不安障害の森田療法①――パニック障害・広場恐怖と全般性不安障

害. 精神科治療学, **26** (増刊号), 89-93.

中村 敬 (2013) 精神療法と日本文化の構造. 内観医学, **5**, 7-18.

中村 敬 (2016) 〈実践の知〉としての森田療法. 森田療法学会雑誌, **27**(1), 51-54.

野村章恒 (1974) 森田正馬評伝. 白揚社.

小此木啓吾 (1982) 日本人の阿闍世コンプレックス. 中公文庫.

Okonogi, K. (2004) A history of psychoanalysis in Japan. Japan Society of Psychoanalysis (Ed.) *Japanese contributions to psychoanalysis*. Tokyo: Iwasaki Gakujutsu Shuppan, pp. 9-33.

宇佐晋一 (2004) 入院森田療法と不問. 禅的森田療法. 医療法人三聖病院内三省会, pp. 16-22.

Weil, S. (1949) *L'Enracinement*. Paris: Gallimard. 宮原眞弓 (訳) (2010) 根をもつこと. 岩波文庫.

山本 信 (1958) 真理の問題. 岩崎武雄 (編) 講座 現代の哲学Ⅲ プラグマティズム. 有斐閣, pp. 33-67.

吉本伊信 (1965) 内観法. 春秋社.

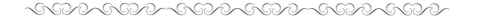

裃を脱いだ精神療法

「精神療法」という言葉には，どこか裃（かみしも）を着たような厳めしさ，近寄り難さがついて回るようである。精神療法の特別なトレーニングを経験したことのない精神科医が精神療法に言及する際に，「自分は専門家ではありませんが……」というような前置きをすることが常である。そう断らないといけないような暗黙の圧力があるということだろう。これが薬物療法であれば，ほとんどの精神科医は特段身構えることなく，当たり前の診療行為として実践しているはずである。どうして精神療法はかくも敷居が高いのだろうか。

その一因は，精神療法の家元制度的なイメージにあると思われる。精神療法は患者（クライアント）のこころの深奥に分け入る根治的治療であるがゆえに，その技量を身につけるには長年にわたる専門的なトレーニングが不可欠だとされる。そのような修行期間を経てようやく付与された資格は精神療法家の矜持であり，精神療法は専門外の人々が容易に侵すべからざる聖域となる。かくして治療者は熟達者（専門家）と門外漢（非専門家）に二分され，精神療法の広がりは失われてしまうのである。

たしかに精神療法の型や技法を身につけるには，一定のトレーニング期間が必要である。そして日本の精神医学教育において，基礎的な精神療法のトレーニングを提供する環境が乏しいことも事実である。このような現実を是正し，成長途上の精神科医が精神療法に緩やかに参入できるような支援と教育の体制を整えることこそ，いま求められているのである。

もう一つの要因は，精神療法と銘打つ限り1回45〜60分のセッションを少なくとも週1回程度（正統の精神分析では週4〜5回），数年間にわたって継続しなければならないという先入観が存在することである。これでは，多忙な外来診療に携わる精神科医が精神療法から遠ざかるのもやむを得ないことである。

筆者は，病因論から離れて回復過程に根拠を置き，レジリエンスの活性化を主眼とするような精神療法を提唱してきた。そのように視点を変更すれば，日常診療の枠内でも精神療法的アプローチを実施する可能性が開かれてくる。それは必ずしも特定の精神療法の簡易版というわけではない。例えば診察の始めや終わりに心がけるべき挨拶や態度，投薬に添える言葉でさえも，患者の回復に寄与するという点では広義の精神療法的アプローチと呼ぶことができるはずである。

若い精神科医たちには事の始めとして，「裃を脱いだ精神療法」を伝えることにしたい。

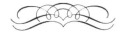

第三夜

精神療法を学ぶ
―― サイコセラピーの道 ――

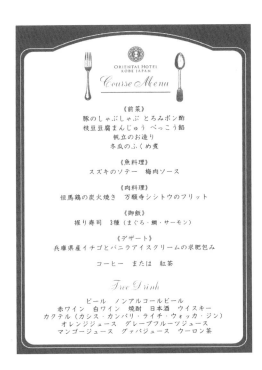

間奏曲3　My Man

作詞：Albert Willemetz/Jacques Charles
作曲：Maurice Yvain
英詞：Channing Pollock
奏者：Vocal 竹本千彰　Piano 大森一宏

　3曲目 "My Man" の歌詞の内容をご紹介してみようと思います。
　見た目がよくないどころか他に好きな女性もいて，ウソもつくし暴力も振る
う，小川のそばの山小屋で二人っきりで過ごせたらと夢見ていると，くだらな
いことをしゃべるんじゃないと怒鳴る "my man"。暗い曲調で，短くせわしな
くメロディが移っていきます。しかしコーラスで，のびのびとした明るい曲調
のバラードに変わります。ああ，私あの人が大好き！　彼は私の人生絶望その
ものだなんて察しもしないでしょうけど，そんなことどうでもいいの。彼の腕
に抱かれるだけで世界はパーっと明るくなる。結局私は，どこに行っても彼の
とこに戻って来ちゃうんでしょうね。私は永久にあの人のもの。
　当時は，まさに私生活でヤクザと関係をもち苦しんでいた女性ボーカリスト
たちがこの曲を歌い，一世を風靡したようです。　　　　　　　　　（竹本）

第4章

認知行動療法の効率的な学び方

藤澤大介

I　はじめに——本章の目的

　精神療法は技術である。料理本を読むだけで料理を美味しく作れるわけではないのと同様に，体験から学ぶプロセスが不可欠である。書物からだけでは，知識は身についても技術は身につかない（少なくとも細やかな技術は身につかない）。

　精神療法はプロの行為であり，一定の品質が必要である。料理人は作った料理をいきなりお客に出すことはしない。店で料理をお客に振る舞えるようになるまでには，野菜の皮むき，下ごしらえ，火加減といった料理の基本を体で覚えたり，親方から手ほどきを受けたり，まずは自分が食べてみたり，次に家族や友人に食べてもらったりして，そうして洗練を経て初めて，店でお客に供するものができあがるだろう。

　本章は，そのような，"プロの技術としての"認知行動療法を学ぶための，いくつかの視点を提供したい。

II　4つの習得レベル

　認知行動療法の研究・指導の第一人者である英国の Kuyken, W. は，認知行動療法の治療者が習得すべき能力を4つのレベルに概念化している（図4-1）(Kuyken et al., 2009)。

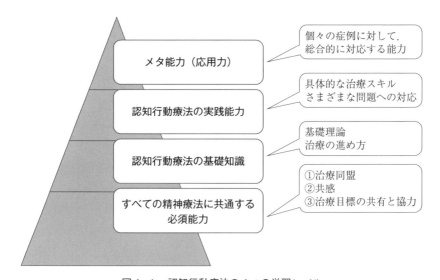

図4-1　認知行動療法の4つの学習レベル
Kuyken W. Collaborative Case Conceptualization. 2009 より筆者が作成

1. 第1レベル：すべての精神療法に共通する必須能力

　基礎となる第1のレベルは，「すべての精神療法に共通する必須能力」である。患者さんと信頼関係を構築して協働的に治療を進めるための基本的な在り方を指す。医療面接における基本的な振る舞いを土台としつつ，精神療法が奏功するための共通因子である，共感，治療同盟の確立，治療目標の共有，などが必要である。

　医療面接の基本的な振る舞いには，非言語的なコミュニケーションへの配慮（身だしなみ，態度，口調），closed question（yes/no でしか答えられないような閉じられた質問）でなく open question（患者さんが自由に話せる質問）で始めること，などが含まれる（藤澤・白波瀬, 2017）。医療面接の基礎は，本来は臨床家になる前に学部レベルで身につけておく素養ではあるが，支持・傾聴，情報収集，指導・助言の適切なバランス（Dewan et al., 2004）は臨床家が何年もかけて磨いていくものでもある。他の治療者の陪席（認知行動療法の陪席である必要はなく，ベテラン臨床家の一般診療で十分である），視聴覚資料，同僚や指導者とのロールプレイやフィードバックなどを通じて身につける。

精神療法が奏功するための共通因子である，共感，治療同盟の確立，治療目標の共有については，「V-3. 基本的なカウンセリングスキル」で詳述する。

2．第2レベル：認知行動療法の基礎知識

認知行動療法の入り口は，認知行動療法の理論，構造，技法などを"知識"として身につけることである。系統講義や文献学習などから学ぶことができる。入門的な書籍を読み通したり，包括的なセミナーに参加したりすることが薦められる。具体例は「Ⅶ　認知行動療法を学ぶ10のステップ」でさらに説明する。

3．第3レベル：認知行動療法の実践能力

知識と実践は別次元である。料理本を読むだけでは料理上手にはなれないように，「頭でわかっている（知識をもっている）」からといって，「患者さんに具現できる（実践できる）」とは限らない。細かな言葉の使い方ひとつで伝わるものも伝わらなくなる。実際に口に出して練習する過程が必要である。（自分で味見をしないでお客に料理を出すことはしないように）いきなり患者さんに適応するのではなく，はじめに自分自身でスキルを実践し（例：自分でコラム法をやってみる），次に同僚や友人などに試してみて，ある程度習熟した上で，患者さんへの適応を始める。

認知行動療法の実践能力には，①具体的な治療スキルと，②個々の問題への対応能力，が含まれる。①具体的な治療スキルとは，さまざまな病態に共通する認知行動療法スキルのことで，例えば，ソクラテス的質問法，認知の同定と検証，問題解決技法，段階的曝露などが含まれる。②個々の問題への対応能力とは，うつ病，不安障害などの各病態に特異的に用いる技法を指す。筆者は，個人的には，認知行動療法の歴史的変遷に沿って理解・習得していくのがよいと考えている。認知行動療法は，ごく大雑把に，うつ病（1970年代）→不安障害・強迫性障害（1980年代）→PTSD，パーソナリティ障害（1990年代）→精神病性障害（2000年代）と発展してきた。うつ病と不安障害の治療は，認知行動療法の基礎として，すべての認知療法家が身につけるべき素養である。一方，PTSDに対する長時間曝露療法（Prolonged Exposure Therapy）や境界

性パーソナリティ障害に対する弁証法的行動療法などといった，より病態に特化した治療は，（広義の認知行動療法には入るものの）オプショナルに身につける技術といえると考えられる。

4．第4レベル：メタ能力

　メタ能力とは，上述のすべてのスキルを，個々の症例と状況を考慮して，適切に応用する能力のことである。経験を積み重ね，スーパービジョンや症例検討会などで研鑽を積む。個人スーパービジョンで細かな技法や治療者 - 患者関係へのフィードバックを受けることと並行して，集団スーパービジョン（または症例検討会）によって，さまざまな人のさまざまな見立てやスキルを見聞することが研鑽につながる。

Ⅲ　厚生労働省認知療法・認知行動療法研修事業

　2010年に認知行動療法が診療報酬に収載されたことを受けて，2011年から始まった厚生労働省委託事業認知療法・認知行動療法研修事業は，前節の各レベルに対応して研修が設計されている（大野ら，2014）。第1レベル，第2レベルの「すべての精神療法に共通する必須能力」「認知行動療法の基礎知識」は2日間の初回ワークショップに盛り込まれている。学習の時間効率を高めるため，受講者の自己学習（予習）を前提とし，あらかじめ，厚生労働省の認知療法・認知行動療法マニュアル（厚生労働省や日本認知療法・認知行動療法学会ホームページ[*1]からダウンロード可能）を予習してくる形式として座学を減らし，ロールプレイなどの実践的な内容を増やした。この研修内容は，eラーニングでも視聴可能である[*2]。第3レベル（認知行動療法の実践能力）と第4レベル（メタ能力（応用力））は，スーパービジョンを受けながら実症例を担当することで取得を目指す。受講者（スーパーバイジー）は，治療セッションの録音データをスーパーバイザーに送り，電話やskypeを用いてスーパービジョンを受ける。

＊1　日本認知療法・認知行動療法学会　http://jact.umin.jp/
＊2　一般社団法人認知行動療法研修開発センター　https://cbtt.jp/

表 4 - 1　認知行動療法の能力評価法

【すべての精神療法に共通する必須能力】
- Working Alliance Inventory（WAI）：治療同盟の質を評価する 12 項目の尺度。
- Barrett-Lennard Relationship Inventory（BLRI）：共感の質を評価する 10 項目の評価尺度。

【認知行動療法の知識】
- Cognitive Therapy Awareness Scale（CTAS）（Fujisawa et al., 2011）
認知療法の知識を問う 40 問の正誤問題。米国の精神科レジデント研修では，認知行動療法の正式なトレーニングを受ける前に 30 点以上を得点できることが望ましいと考えられている（Sudak et al., 2003）。

【認知行動療法の実践能力とメタ能力】
- Cognitive Therapy（Rating）Scale（CTS または CTRS）
認知療法の構造や進め方に関する 11 項目の評価尺度（Vallis et al., 1986; Wright et al., 2017）。認知行動療法の技量を評価するゴールデンスタンダードと考えられている。国際認知療法協会 Academy of Cognitive Therapy（ACT）[*3] では 40/66 点が認定基準の一つである。実症例の治療をスーパーバイザーが直接観察するか，録画ないし録音テープをもとに評価する。評価は，認知療法尺度マニュアル（藤澤，2009）を熟読した後に実施することが求められる（本章の著者から入手可能である：dfujisawa@keio.jp）。
- Cognitive Formulation Rating Scale：CFRS
認知療法概念化評価尺度（Cognitive Formulation Rating Scale：CFRS）（藤澤，2009；藤原ら，2010）は，病歴聴取，症例の診立て，治療計画と治療の進行度を評価する尺度である。CTS と同様，実症例の治療をもとに評価する。ACT では，24 点満点中 20 点以上を達成することが求められる。

Ⅳ　評　価

　第 2 節で示した 4 つの習得レベルに対して，評価尺度で評価を行うことも可能である。前節で述べた厚生労働省研修事業でも，開始当初は，表 4 - 1 の尺度を用いて受講者の能力評価を行った（藤澤，2012；藤澤ら，2010）（評価に伴う負担を軽減するために，2019 年 1 月現在は，CTAS と CTS のみ実施している）。
　さらに，表 4 - 2 に，4 つのレベルごとの学習目標・学習方法・評価をまとめた。

＊ 3　Academy of Cognitive Therapy　http://www.academyofct.org

表 4 - 2　認知行動療法の 4 つの学習レベル

レベル	項目	内容	学習方法	学習目標	評価方法
1	すべての精神療法に共通する必須能力	①治療同盟 ②共感 ③治療目標の共有と協力	精神療法の基本トレーニング（問診・評価・傾聴など）	共感度 治療関係	治療同盟尺度 WAI 治療関係尺度 BLRI
2	認知行動療法の基礎知識	①認知行動療法の基礎理論 ②治療構造	講義・文献学習陪席・ロールプレイ	知識の習得度	認知療法認識尺度 CTAS
3	認知行動療法の実践能力	①具体的な治療技法 ②個別の問題への対応	・実症例を経験（易→難） ・スーパービジョン・症例検討	・治療のあり方 ・概念化（診立て） ・治療効果	認知療法尺度 CTS 認知的概念化尺度 CFRS 自己記入式臨床評価（例：BDI，QIDS）
4	メタ能力（応用力）	個々の症例に対して総合的に対応する能力			

BDI：Beck Depression Inventory　BLRI：Barrett-Lennard Relationship Inventory
CFRS：Cognitive Formulation Rating Scale　CTAS：Cognitive Therapy Awareness Scale
CTS：Cognitive Therapy Scale
QIDS：Quick Inventory of Depressive Symptomatology
WAI：Working Alliance Inventory-Short Form

V　認知行動療法家に必要な知識と技能——Beck, J. の 5 項目

では，具体的に何を学ぶか。認知行動療法の創始者 Aaron T. Beck の娘で，認知行動療法の教育者として知られる Judith Beck は，認知行動療法の治療者に必要な知識と技能を表 4 - 3 のようにまとめている（Liese & Beck, 1997）。

1．精神医学的診断と関連する認知モデル

治療者は，医師でなくても，標準化された評価基準に基づいた診断ができることが望ましい。その第一の理由は，認知行動療法の治療者は診断に応じた適切な治療法を選択することが求められるが，治療法のエビデンスは DSM（APA）などの診断基準に基づいて蓄積されており，目の前の患者さんに対する

104　第三夜　精神療法を学ぶ

表4-3　認知行動療法家に必要な知識と技能

1．精神医学的診断と関連する認知モデル
2．認知的概念化
3．基本的なカウンセリングスキル
4．治療の構造化
5．認知・行動技法

正確な診断が不可欠だからである。認知行動療法の依頼元の精神科診断が正確という保証もないし（実際，筆者が病院で認知行動療法専門外来を始めた当初は，「うつ病」という診断の下に実にさまざまな患者さんが紹介されてきた。物質使用障害や，発達障害やパーソナリティ障害の二次性抑うつが多かった。つまり薬物療法主体の短時間外来ではうまくいかない患者さんがこぞって紹介されてきたのである），併存する精神科診断があって，むしろ併存診断が主診断である場合も少なくない。特に，認知行動療法など精神療法導入のために，病歴や問題点を詳細に問診するにつれて，当初の診立てと異なる診断が明らかになることも少なくない。

　目の前の患者さんに，その療法が適しているのか，あるいは，そもそも心理療法が適しているのか（例えば，薬物療法を優先するべきではないか），などを判断し，医療チームとやりとりできる必要もある。例えば，うつ病の治療ガイドラインでは，軽症から中等症のうつ病に対しては，認知行動療法をはじめとする精神療法が優先されるが，重症うつ病に対しては薬物療法が必須であり，事例によっては精神療法の適応にならない場合もある[4]。

　正確な診断が必要な第二の理由は，認知行動療法が，診断によって介入の力点や手順が異なることである。最近は，診断横断的（transdiagnostic）な認知行動療法が，診断特異的な認知行動療法と同等（以上）の成果を上げうるという研究結果も出てきているものの（Barlow et al., 2010），各診断に対応する認知モデルの理解が重要であることはいうまでもない。

　第三の理由は，患者さんのパーソナリティ傾向（DSM-IVにおけるII軸診断を含む）を理解する必要があるからで，その理由は，それが治療関係，治療計

＊4　日本うつ病学会治療ガイドライン　http://www.secretariat.ne.jp/jsmd/index.html

画，経過に影響を与えるからである。

2．認知的概念化

認知的概念化とは，患者さんの「診立て」のことである。認知行動理論に基づいた診立てと，それに基づいた治療計画の立案は，治療早期（初回の面接時）から行い，治療の進捗につれて新たな情報が増えるにつれて改訂（更新）していく。

初学のうちは，「このクライエントはどんな（性格）特徴の人か？」「困っている問題は何か？」「何が解決すれば，精神状態が改善しそうか？」などを自問する習慣から始めるとよい。認知行動療法の場だけでなく一般診療の中でも，練習ができる。例えば，ケース・カンファレンスで簡潔にプレゼンテーションしたり，他の医療従事者に申し送りや情報提供をしたりする場がよい機会となる。

概念化は治療者と患者さんとの間で共有されることが大切である。患者さんとの共有の仕方も練習が必要である。平易な言葉で，患者さんが「たしかに自分にあてはまる」と納得のいく説明ができることが，治療同盟の形成にきわめて大切だからである。

チーム医療では，概念化を他の医療者と共有し，治療方針をすりあわせることが大切である。例えば，行動的な課題に取り組んでいる際には，薬物療法の頻繁な変更は控えてもらうよう配慮してもらう必要があるかもしれない（薬物療法による鎮静を避けたり，薬物が回避の手段にならないようにするため）。あるいは，不安や恐怖の対象に対する認知行動療法の曝露課題を行っている際に，他の職種から，「苦手なものに無理して接しなくてよい」などという助言が入ってしまうと，認知行動療法の取り組みはだいなしになってしまう。また，目標の共有ができると，認知行動療法の課題を，他の医療従事者に手助けしてもらうことも可能である。例えば，行動活性化における行動レパートリーを，看護師やリハビリテーションスタッフに患者さんと一緒に考えてもらうことができる。多職種医療では，認知行動療法を平易な"共通言語"で説明できることが重要である。

認知的概念化は大きく分けて3つのレベルが想定される（図4-2）。第一の

106　第三夜　精神療法を学ぶ

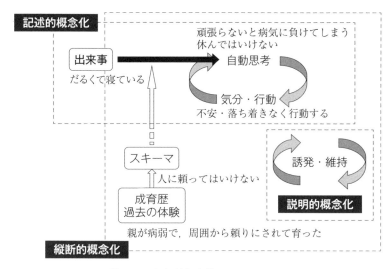

図4-2　認知的概念化の3つのレベル

レベルは，ある出来事が起きた各瞬間に患者さんに起きている出来事・認知・気分・行動のつながりであり，記述的概念化（descriptive conceptualization）と呼ばれることもある。第二のレベルは，そのような認知・行動を誘発・維持させているパターンであり，説明的概念化（explanatory cross-sectional conceptualization）と呼ばれる。第三のレベルは，そういったパターンを生み出すもとになっている中核的な認知（スキーマ）であり，患者さんが生まれつきもつ性質のほか，成育歴上のさまざまな体験から形成される。スキーマまで含めた概念化は，縦断的概念化（longitudinal conceptualization）と呼ばれることもある（Kuyken et al., 2009）。

　認知的概念化は，認知行動療法を集団療法で学び始めたセラピストにはなじみが薄いことが多い。集団認知行動療法は各セッションの内容と進行速度があらかじめ決まっており，個人療法ほど，各患者さんの特性に配慮したり治療計画を調整することが少ないからである。もちろん，集団認知行動療法においても認知的概念化は重要である。考慮すべき具体的事項については，「Ⅵ　集団認知行動療法を学ぶ」を参照のこと。

3．基本的なカウンセリングスキル

基本的なカウンセリングスキルは認知行動療法の習得の前提となる内容である。さまざまな精神療法は共通の治療的因子を有していると考えられている。個人精神療法においては，治療同盟，共感，治療目標の共有と協力，の3つが共通治療的因子として重要で，それぞれが精神療法の治療効果と相関することがわかっている（Martin et al., 2000; Bohart et al., 2002）。

1）治療同盟

治療同盟とは，患者さんと治療者の協力関係の質と強さのことである。両者が共通の目標に向けて協働的に取り組んでいるという感覚がそれにあたる。情緒的側面（相互の信頼，好感，敬意，いたわり）と，認知的側面（治療目標と達成方法の共有），治療パートナー感覚（両者が，具体的かつ責任をもって積極的に関わると意識できること。相手が熱心に取り組んでいると，お互いに信じていること）が含まれる。治療同盟と治療効果には中等度（Effect Size(ES)＝0.22-0.26）の相関関係が認められている。

2）共感

共感とは，患者さんのこれまでの経歴をふまえて，現在をどう体験しているかを理解し，それを態度と言語で患者さんに伝えることである。治療者が，患者さんのコミュニケーションのあり方や心理プロセスに調律を合わせることも含まれる。

共感には3つの側面があるといわれることもある（Levenson & Ruef, 1992）。

第一は情緒的側面である。これは，他者の感情をはたで見て同じように感じることである。これは人間に本来的に備わっているものともいえるが，自身の人生経験を通じて感性はさらに磨かれる。逆に，過重勤務等による燃え尽き状態や，患者さんに対する陰性感情などによって，共感するこころが曇ってしまうことがある。そういった自身の状態に気づきを向けておくことも大切である。

第二は認知的側面である。これは，他者の立場に立ち，気持ちや考えを客観的に理解することである。多くの人の体験を見聞することで磨かれる。臨床場面において多くの患者さんの体験に耳を傾けることはこれに資すると考えられ

る。個人スーパービジョンやグループ・スーパービジョンにおいて，一つの事例に対するさまざまな見方を見聞きすることも有益である。さらには，小説や演劇などの鑑賞によって深めることができると考える治療者もいる。

　第三は行動的側面であり，気持ちを理解していることを治療者から患者さんに言動として伝えることである。上記の情緒的・認知的共感の上に成り立つが，それに加えて，患者さんが「共感してもらえた」と認知できるような適切な態度や言葉遣いが必要である。情緒・認知的共感を伴わない行動的共感は，量販店のマニュアル化された心のこもらない接客のように，一種の軽薄さを伴うリスクもあるが，それとて，笑顔のない店よりは好感が持てるように，訓練によって技術的に身につけることも軽視すべきではない。形から作って，徐々に心を入れていくことも，職業としての精神療法家には必要といえるかもしれない。

　共感は治療効果と中等度（ES＝0.32）の相関がある。共感を測定する方法は，治療者の自己評価，患者さんの体験による評価，第三者による観察者評価の3つがあるが，治療効果と最も関連が深いのは患者さん自身による評価（ES＝0.25）であり，ついで，観察者による評価（ES＝0.23），治療者自身による評価（ES＝0.18）となっている。つまり，（当たり前ではあるが）治療者が"患者さんに共感できた"と独りよがりで思えてもダメであるし，さらには，スーパーバイザー等の評価よりも，患者さんからの満足度が最も重要ということである（これも考えてみれば当然である）。医療者のおごりに注意すべきという教訓ともいえる。

　治療の効果に占める共感の重要性は，他の精神療法と比して認知行動療法において高く（表4-4），認知行動療法の技法は，共感を土台とする協働的治療関係の上で大きな力を発揮すると考えられる。

　認知行動療法に伴う誤解の一つに，「認知行動療法がドライで冷淡な治療（共感の少ない治療）」という認識があるように思う。筆者の個人的体験として，本邦で認知行動療法が広がりつつあった2000年代前半頃，主に他の心理学派の専門家から，そのように批判されることが多かった。（筆者が若輩で言われやすかったこともあろうし，認知行動療法の興隆に対するやっかみもあったかもしれない。）そのときには「実際のセッションを見ていただければ，そ

表4-4　治療理論ごとの共感の効果

治療理論	研究レベル		
	効果量	SD	N
経験的／人間的	0.25	0.21	6
認知・行動的	0.49	0.48	4
精神力動的	0.18	0.14	4
その他／非特異的	0.3	0.27	33
F	0.99　(d.f. = 3, 37)		

unbiased Fisher's Z
F：効果量に対する各治療理論の one-way ANOVA

れは誤解とわかると思いますが……」と返事していたが，それをデータが裏づ
けているということである。

3）治療目標の共有と協力

治療目標の共有は，患者さんの情報を整理して言語化し，見立てと治療計画
を説明することによって行われる。治療目標の共有は治療継続率と治療効果を
高める。「当初相談に来た問題以外の問題を，治療者が多く発見してくれた」
と患者さんや治療者が評価できた治療は治療脱落率が低い。治療脱落率が低い
治療者は，面接の初期では質問を多く用い，励ましは最小限であり，面接の後
半では情報を整理して言語化し，治療的な見立てと治療計画を説明する傾向が
ある。情報収集と共感を主とする旧来の精神科面接よりも，行動分析に基づい
た面接（患者さんの問題について患者さんの認識と治療者の認識を共有し，治
療目標の交渉をする）の方が，治療継続率がよいということが報告されてい
る。治療継続率の高い治療者は，そうでない治療者と比較して，反応の一致性
（患者さんが言ったことを治療者がすぐに取り扱う）と，内容の関連性（患者
さんが重要であると語った内容を取り扱う）の2点で優れると言われている。

認知行動療法では，全20セッションのうち第3セッションにおいて患者さ
んと治療者で治療目標が一致することが，治療終結時の治療成績と相関し，第
5セッション以降に治療目標が一致しても治療成績には影響しないと報告され
ている。すなわち，治療の初期（少なくとも第3～4セッションまで）のうち

110　第三夜　精神療法を学ぶ

に，患者さんと治療者の間で治療目標を共有することが重要であるといえる。

4）その他の治療的因子

上記3つの他，次の要素が，精神療法の治療効果に関連する可能性が高いと考えられている（Norcross, 2002）：陽性転移を維持できること，誠実さ，フィードバック，治療同盟の破綻を修復すること，治療者の自己開示，患者‐治療者の関係性についての解釈の質，逆転移のマネジメント。

5）認知行動療法尺度（CTRS）の基準

こういった基本的なカウンセリング・スキルは，CTRS の項目にも複数含まれている。特に関連が深いと考えられる項目を，CTRS と CTRS マニュアル[*5]から引用してみよう。

CTRS においては，第3項目「理解力」，第4項目「対人能力」を中心に，第

表4-5　第3項目：理解力（understanding）

目標
　治療者は患者の考えたことや気持ちをどう理解したかを的確に伝える必要がある。"理解力" とは，どのくらい患者の世界に治療者が入り込めているか，患者のたどった人生をありありと想像できているか，そしてその結果，理解したことを患者に伝えられるかどうかである。理解とは，ほかの文献でいうところの傾聴，共感のスキルのことを言う。

理論的根拠
　治療者が効果を出せない場合には，患者の見解に対する解釈を間違えているか，無視していて，自身の態度とか，紋切り型の態度，ある理論に基づいたそのままの態度を誤って押しつけていることがしばしばある。こうした態度で接すると，患者の現実認識の中心でない認知や行動へと介入が向いてしまい，治療的介入は失敗に終わってしまう。

望ましい治療者のあり方
　治療者は患者が明確に言葉にして伝えてきたことと，声の調子など非言語的な表現で伝えてきたことの両方に対して敏感である必要がある。患者は時に，ある出来事や人物について語る際に，特定の感情（怒りなど）を認めたり言葉にしたりしないながらも，声のトーンによって治療者に自分の気持ちを伝えることがある。治療者が患者の "内なる世界" をつかみ取ることができなければ，効果的な介入は不可能である。さらには，患者が，治療者が自分を理解してくれていると信じられない限り，治療者は患者とラポールを形成することが難しい。治療者は，患者がどのように感じているようにみえるかを，言葉を言い換えたりまとめたりすることによって，理解していることを示すことができる。治療者の声の調子や非言語的表現によっても，患者の視点を共感的に理解しているということが伝わる（治療者は患者の問題に対して客観的な姿勢も保たねばならないが）。理想的には，治療者が患者の "内なる世界" を理解することは，患者の問題についての正確な概念化へとつながり，それは改善に向けての有効な方法につながる。

＊5　筆者から入手可能。dfujisawa@keio.jp

表4-6　第4項目：対人能力（interpersonal effectiveness）

目標
　認知療法家は適切なレベルの思いやり，関心，信頼感とプロフェッショナリズムを示さなければならない。

理論的根拠
　多くの研究から，こうした“非特異的”要素が，精神療法で良好な結果を出すためには重要であるという結果が出ている。認知療法においては，こうした対人能力が共同関係を築く上で鍵となる。

望ましい治療者のあり方
　認知療法家は公明で，誠実で，オープンな態度で接することができる必要がある。治療者が恩を着せるような態度だったり，わざとへり下ったような態度をとったり，患者が質問したのにそれをはぐらかすようなことをしてはならない。つまり，経験ある認知療法家というのは，いかにも治療者といった態度をとることはなく，率直でまっすぐな印象を与えるものだ。認知療法家は，こうしたオープンな態度と同時に，発言の中身と，声の調子やアイ・コンタクトといった非言語的行動によって，温かさと関心を相手に伝える。治療者が患者の見解について質問するときには，患者側からあら探しされているとか，非難されているとか，ばかにされているような様相にならないように注意しなければならない。治療者はよい信頼関係を築くためにユーモアを用いるのもよいだろう。
　プロフェッショナリズムを示すのもまた，治療者にとっては必要なことである。遠い存在のようであるとか冷淡な雰囲気がしないような言い方で，自分にはうつ病の患者を助けられる力がある，という自信を患者に伝えるようにしなければならない。患者は当初自分の置かれている状況に絶望しているものであるが，治療者のこうした自信は，患者のそうした気持ちを揺り動かすのに役立つ。プロフェッショナリズムがあれば，治療者は指導的役割をとりやすくなるし，治療構造をしっかりしたものにできるし，別の見方を患者に提案しても納得を得やすくなる。治療に対する責任は患者と治療者の両者で折半するものだが，効果を出せる治療者というものは，必要なときに患者に見合った専門家としての力を使うことができるものなのだ。

表4-7　第2項目：フィードバック（feedback）

4点：治療者はセッション中終始，患者が治療者の議論の筋道を理解していることを確認し，患者のセッションに対する反応を判断するのに十分な質問を行った。治療者はフィードバックに基づき，必要に応じて自分の行動を修正した。
2点：治療者は患者から若干のフィードバックを引き出したものの，セッションにおける治療者の議論の筋道を患者が理解していることを確認する，または患者がセッションに満足しているかを確かめるのに十分な質問を行わなかった。

表4-8　第5項目：共同作業（collaboration）

4点：治療者は，患者と共同作業を行い，患者・治療者の双方が重要と考える問題に焦点を当て，信頼関係を築くことができた。
2点：治療者は患者との共同作業を試みたが，患者が重要と考えている問題の特定や信頼関係の構築が十分にできなかった。

表4-9 ペース調整および時間の有効使用 (pacing and efficient use of time)

4点：治療者はそれなりに時間を有効に使用することができた。治療者は話の流れや速さ
　　に対して　適度な統制力を維持していた。
2点：セッションにある程度の方向性はあったが，セッションの構成や時間配分に重大な
　　問題があった（例：構成が不十分，時間配分に柔軟性がない，ペースが遅すぎる，また
　　は速すぎる）。

2項目「フィードバック」，第5項目「共同作業」，第6項目「ペース配分」が
参考になる。CTRSでは各項目6点中4点が合格の目安とされるが，それぞれ
の項目の合格基準（4点）を，合格に達しない基準（2点）と対比しながら参
照すると，目指すべき治療の指針となる。それぞれ表4-5から表4-9に示す。

4．治療の構造化

認知行動療法の特徴は二つの構造化である。治療全体の中で，各セッション
で実施する内容を押さえた「全体を通じた構造化」（表4-10）（厚労省，2010；大
野ら，2010）と，一つのセッションの中で行うべき手順と手続きを押さえる
「セッション内の構造化」（表4-11）の両方が重要である。

5．認知・行動技法

1.～4.を土台として初めて，さまざまな認知・行動技法が生きてくる。認
知・行動技法の習得には，3つのレベルがある。

1）理論の理解

第一のレベルは，治療技法を"理屈として理解できているか"である。技法
について専門家相手に説明ができるかどうか，によってこれを評価することが
できる。このレベルの習得は，系統講義や文献学習によって行う。

2）技法の選択

第二のレベルは，"認知・行動技法を適切な状況で用いることができている
かどうか（症例・治療進捗度に合った技法の選択)"，である。症例の概念化と
治療計画がきちんと行えることが前提となる。CTRSにおける第8項目「中心
となる認知または行動に焦点を当てる」，と第9項目「変化へ向けた方略の選
択」が対応する。それぞれの評価基準は表4-12，表4-13の通りである。

第4章　認知行動療法の効率的な学び方　113

表4-10　セッション全体を通じた構造化（うつ病の例）

ステージ	セッション	目　的	アジェンダ	使用ツール・配布物
1	1-2	症例を理解する 心理教育と動機付け 認知療法へ sociali- zation	症状・経過・発達歴など の問診 うつ病，認知モデル，治 療構造の心理教育	うつ病とは 認知行動療法とは
2	3-4	症例の概念化 治療目標の設定 患者を活性化する	治療目標（患者の期待） を話し合う 活動スケジュール表など	問題リスト 活動記録表
3	5-6	気分・自動思考の同定	3つのコラム	コラム法〜考えを切り替えましょう
4	7-12	自動思考の検証 （対人関係の解決） （問題解決技法）	コラム法 （オプション：人間関係 を改善する） （オプション：問題解決）	バランス思考のコツ 認知のかたよりとは 人間関係モジュール 問題解決モジュール
5	13-14	スキーマの同定	上記の継続 スキーマについての話し 合い	「心の法則」とは 心の法則リスト
6	15-16	終結と再発予防	治療のふりかえり 再発予防 ブースター・セッション の準備 治療期間延長について決 定する	治療を終了するにあ たって

※患者の病態・理解度により，進展は異なる

表4-11　1セッションの構造

0．開始前に，自己記入式症状評価尺度に記入
1．チェック・イン
2．ホームワークのふりかえり
3．アジェンダ（取り扱う議題）の設定
4．アジェンダについての話し合い
5．ホームワークの設定
6．セッションをまとめ，フィードバックを求める

3）実　践

　第三のレベルは，認知・行動技法を"スキルとして実践できているか"である。つまり，効果的な言葉のやりとりができているかである。これは「アタマ」ではなく「身体」で覚えていくものであり，視聴覚教材で学んだり，同僚やス

表4-12 第8項目 中心となる認知または行動に焦点を当てる (focusing on key cognitions and behaviors)

0	治療者は，具体的な思考，思い込み，イメージ，意味，または行動を聞き出す努力を行わなかった。
2	治療者は認知または行動を聞き出すために適切な技法を用いた。しかし，焦点を見つけることに支障があった。あるいは患者の主要問題とは関連のない見当違いの認知や行動に焦点を当てていた。
4	治療者は，標的となる問題に関連した具体的な認知または行動に焦点を当てた。しかし，より前進につながる可能性の高い中心的な認知や行動に焦点を当てることも可能だった。
6	治療者は，問題領域に最も関連が深く，前進につながる可能性がきわめて高い，重要な思考，思い込み，行動などへ巧みに焦点を当てていた。

表4-13 第9項目 変化へ向けた方略の選択 (strategy for change)

0	治療者は認知行動的技法を選択しなかった。
2	治療者は認知行動的技法を選択したが，変化を成し遂げるための全体的な方略は漠然としていた，または患者を手助けする方法としてあまり見込みがなさそうであった。
4	治療者には，全体的に変化に向けた首尾一貫した方略があると見受けられ，その方略にはある程度の見込みがあり，認知行動的技法が取り入れられていた。
6	治療者は，変化に向けて非常に見込みがあると考えられる首尾一貫した方略にしたがって治療を進行し，最も適した認知行動的技法を取り入れていた。

表4-14 認知行動的技法の実施 (application of cognitive-behavioral techniques)

目標と理論的根拠

　最適な認知行動的技法を用いて変化に向けての方略を計画立てたら，治療者は技法を上手に用いなければならない。技法の適用が不十分だと，有用な方略であっても失敗に終わってしまう。

望ましい技法の用い方 (抜粋)

　治療者は，用いる技法に対して，手探りや不慣れな様子でなく，堪能であるべきである。技法は患者が容易に理解できる言葉ではっきりと説明しなければならない。常に，始まり (導入，問題の陳述，理論的根拠)，中盤 (可能な解決方法や変化についての話し合い)，終わり (結論のまとめとホームワークの確認) というように，体系的に用いねばならない。治療者は，患者が変化のプロセスのどの位置にいるのか，コンプライアンスから離れて"見かけだけ"になっていないか，に対して敏感である必要がある。治療者は患者に考えを伝えるときには，治療者が見えている複雑なものがだんだんと患者にも見渡せていけるように，さまざまな方法を用いるべきである。治療者は，患者が見解や行動を変えるにあたってセッション外で出くわすかもしれない問題を予期する必要がある。最後に，治療者は患者と議論したり，反対尋問したり，極度のプレッシャーにさらすように接するのではなく，共同的であるべきである。

0	治療者は認知行動的技法を一つも使用しなかった。
2	治療者は認知行動的技法を使用したが，その適用方法に重大な不備があった。
4	治療者は，認知行動的技法をある程度のスキルをもって使用した。
6	治療者は，巧みかつ機知に富んだやり方で認知行動的技法を使用した。

第4章　認知行動療法の効率的な学び方　115

ーパーバイザーとロールプレイをしたり，実経験に対してスーパービジョンで指導を受けたりする必要がある。CTRS では第 10 項目が該当する（表 4-14）。

Ⅵ　集団認知行動療法を学ぶ

集団認知行動療法は，個人認知行動療法よりも高度に構造化されているぶん，認知行動療法の「型」を覚えるすべとして取り組みやすい。一方で，患者さん個人の概念化を行い，それに基づいて治療を進める姿勢からは遠ざかってしまうために，前述の精神療法の基礎要素を十分に習得できないリスクがある。

集団認知行動療法の質の担保を目的として，筆者らは，CTRS を集団認知行動療法に応用できるよう集団認知行動療法向けに集団認知行動療法治療評価尺度（G-CTRS）を作成した（中島ら，2018）。G-CTRS は 12 項目で構成される。11 項目までは CTRS と同様の項目で，その具体的な達成目標と行動チェックリストが集団療法の視点で記述されている。表 4-15 に一例を示す。

また，個人療法と対比した集団療法の特徴として，集団の凝集性など，参加者同士のダイナミクスが治療効果に影響することをふまえて，第 12 項目「他の参加者との関係を用いた介入」という新たな項目を追加した（表 4-16）。

表 4-15　G-CTRS 第 1 項目「アジェンダ設定」行動チェックリスト

- 該当セッションのアジェンダと構造を参加者に明示する。
  （例：あらかじめホワイトボードやプリントなどに，アジェンダと予定時間を書く。）
- 参加者全体に対して，前セッションの感想，前回からの生活の変化，現在の気分や体調，ホームワークの履行状況や感想を尋ねる（チェックイン）。
- あらかじめ設定したプログラムのアジェンダについて，参加者に 5 〜10 分以内に提示し，同意を得る。
- チェックイン時の参加者からの報告や，（ある場合は）関係者からの情報をもとに，必要に応じてアジェンダを修正して提示する。
- 設定したアジェンダに沿って進行する。アジェンダを変更するときには，理由を説明して参加者の合意を得る。アジェンダを外れすぎた話題が出てきたり，時間が超えそうな場合には介入する。
- 参加者の体験を概念化してアジェンダと結びつけて提示する。
  （例：ある参加者が「やらなくてはいけないと思いつつなかなか始められない」と発言したことを受けて，「今回はそのような問題にどう取り組むか，という行動活性化というテーマについて話しましょう」などと説明する。）

表 4-16　G-CTRS 第 12 項目「他の参加者との関係を用いた介入」行動チェックリスト

- 特定の参加者の発言内容を，他の参加者にも関連するように一般化した形で，グループ全体にシェアする。
- 特定の参加者の発言に対して，他の参加者の反応（認知・行動・感情）を尋ね，多様性を示す。
- 参加者に対して，他の参加者の援助となるような行動（共感する，良い点を探す，似たような体験を話す，問題解決を手伝うなど）を引き出すよう働きかける。
- 参加者が他の参加者に対して抱いている認知や感情を察知し対応する。
  （例：「他の人は簡単にできるのに自分だけ課題につまずいている」と考え，劣等感を抱いている参加者に対応する。）
- 各参加者がそれぞれの気づきのレベルや能力に応じてプログラムに参加できるよう配慮する。
  （例：参加者の得意な能力を生かせるような役割を振ったり，自信をもって発言できるような話題を振ったりする。）

Ⅶ　認知行動療法を学ぶ 10 のステップ

さて，これまでに触れてきた内容は，具体的には下記の手順で学んでいくのがよいと筆者は考えている。

1．本を 1 冊読み通す

認知行動療法の書籍を 1 冊，始めから終わりまで "読み通す"。拾い読みはしない。簡単な本でもよいので，理論，治療の全体像，技法のすべてのレベルを把握しておくことが重要である。個人的に筆者は，気分障害（うつ病）と不安障害のそれぞれについて 1 冊ずつ読むことが望ましいと考えている。両者の背景理論・介入手順が大きく異なるためである。

2．治療マニュアルを読む

各セッションで具体的に何をするかは，書籍ではわからないことが多い。保険診療報酬の対象になっている厚生労働省のマニュアル（厚労省，2010）の他，出版されているものもある（大野ら，2010；Andrews et al., 1995）。

1．2．は 4．ワークショップ受講と前後してよい。

第 4 章　認知行動療法の効率的な学び方　117

3．入門セミナーを受講する

　これは必須ではないが，日本認知療法・認知行動療法学会[*6]をはじめ，入門的なセミナーは多く存在し，文献学習の理解の助けになる。インターネットでも受講できる。一例として一般社団法人認知行動療法研修開発センター[*7]では無料コンテンツを提供している。

4．ワークショップに参加する

　知識でなく技法を体験的に学ぶ目的で，ワークショップを受講するとよい。3．の内容も含むものもあるだろう。

5．自分自身に対して，認知行動療法の技法を適用する

　活動記録表，活動スケジュール，問題解決技法，認知再構成などを，自身で実践することを通じて，そういった課題を課された患者さんの体験（利益，負担，その他の気づきなど）を実感できる。私たち自身が，自身のストレスや問題に対する認知行動療法の有益性を感じることができなければ，患者さんに適用しても効果は期待できないだろう。

6．仲間とロールプレイをする

　同僚，家族，友人，恋人などに胸を貸してもらって，認知行動療法の技法を実践する。技法を導入する際の具体的な言葉の使い方（相手に理解してもらえるように，相手に受け入れてもらえるように，モチベーションをもって取り組んでもらえるように）の訓練となる。

7．軽症・単純な患者さんに認知行動療法を提供する

　認知行動療法を実施する第一例は難易度の低い患者さんを選ぶ。イメージ的には，一般外来（薬物療法＋心理教育）でも十分に対応できるくらいの事例の中で，精神療法を受けることに関心が高い患者さんを選ぶとよい。具体的には

＊6　日本認知療法・認知行動療法学会　http://jact.umin.jp/
＊7　一般社団法人認知行動療法研修開発センター　https://cbtt.jp/

次のような事例である。うつ病と不安障害の各一例は必ず経験する。

- 軽度～中等度の大うつ病性障害
- 軽度～中等度のパニック障害，または，社交不安障害
- 比較的病歴が浅い
- 併存する精神障害が（少）ない
- 患者さんの認知行動療法への意欲が高い

　他方，「精神療法を提供しないと，一般外来では治せそうにない」患者さんは当初は避けた方がよい。以下のような症例は避けた方が無難である。

- 併存する精神障害の比率が高い
- 自殺・自傷行為のリスクが高い
- 病歴・社会背景が複雑

認知行動療法と薬物療法を併用する場合には，以下の点に注意する。

- 認知行動療法中は，薬物療法の活発な変更を避ける。
- 薬理的な治療阻害（例：高用量ベンゾジアゼピン類による学習機能低下）
- 薬物療法の認知・行動的側面への影響を考慮する。
  "認知行動療法ではなく，薬でよくなった"という感覚を患者さんがもつと，認知行動療法に取り組むモチベーションが低下してしまう。
- 処方医と認知行動療法の治療者が別の場合は，治療目標や進展を密に情報共有する。
- 認知行動療法の治療者が処方も行う場合には，セッションの中で薬物療法について話し合う時間と認知行動療法を実施する時間を区分する。

8．概念化シート，CTRS，CTRS マニュアルを参照する
　治療にあたっては，自身で概念化シート，CTRS を記入し，振り返りとする。

9．スーパービジョンを受ける

精神療法の習得にスーパービジョンは不可欠である。毎週決まった時間に決まった人と会うというスーパービジョンの構造そのものが精神療法の構造に類似しており，そういった治療構造が与える影響を体感することができる。毎週決まった時間に誰かと話すという行為が，いかに支持的・治療的であると同時に，自身の在り方を問われているような緊張感を伴うものであることかが，身に染みてわかる。

スーパービジョンはセッションの録音／録画に基づくことがきわめて重要である。スーパーバイジーは，自らの録音を聴くことで自身を客観視できる。逐語録など，スーパーバイジーの報告のみに基づくスーパービジョンは，スーパーバイジーの脚色が紛れ込んでしまうのでセッションを客観的に評価できない。

治療を録音・録画することは，患者さんの拒絶感を招くのではないかと心配かもしれない。しかし，治療者が誠実に話せば，ほとんどのケースで拒否はされないものである。例えば次のように説明する。

「セラピーをよりよいものにするために，セッションを録音させていただけますか？　私自身が聞き直して，○○さんとの治療を少しでもよくするにはどうすればいいかを考えるために使います。指導医（上級医）にも聴いてもらって，治療のアドバイスを受けることもあります。それ以外の目的で使用することはありません。セラピーが終わった後は完全に消去しますのでご安心ください。」

「録音をした後で，やはりイヤだということであればその時点で消去します。」

ただし，患者さんにとっても治療者にとっても，慣れない状況は緊張を生むものである。初めて録音・録画をする治療者がぎこちない感覚をもつのは自然なことであるし，それが患者さんに伝わって，録音・録画を不快に思われることも無理のないことである。治療者自身が録音・録画に慣れ，落ち着いて話せるようになれば，患者さんの拒否はほとんどなくなるだろう。それでもスーパーバイジーがなかなか録音／録画に踏み出せない場合は，録音／録画に対するスーパーバイジーの自動思考についてスーパービジョンの中で話し合うべきである（Liese & Beck, 1997）。それはスーパーバイジーの有効な学習を阻む思考だ

からである。

　スーパービジョンは，個人スーパービジョン（1回60分前後×原則毎週）と，グループ・スーパービジョン（1回90分程度×少なくとも隔週）を両方受けることが望ましい（Beck et al., 2008）。

10. 継続的な学習を続ける

　事例検討会で他の治療者の見解を聴いたり，セミナーに参加したりして継続的に研鑽を続ける。認知行動療法がカバーする領域は幅広く学習に終わりはない。他の精神療法を学ぶことも見識を広げる上で役立つだろう。

Ⅷ　目標を立てよう

　目標をもつと学習意欲が高まり，また，自身の発展の目安となって自信がもてるだろう。例えば，次のような内容を順を追って達成してはどうだろうか。

- 厚生労働省の認知療法・認知行動療法研修事業を修了する。
- 厚生労働省の認知療法・認知行動療法研修事業のスーパーバイザーになる（表4-17）。
- Academy of Cognitive Therapy の認定セラピストになる（表4-18）。
- Academy of Cognitive Therapy の認定評価者や認定スーパーバイザーになる。
- その他の専門組織で研修や，認定を受ける（Association of Behavioral and Cognitive Therapies（ABCT）[8]，Beck Institute[9] など）。

Ⅸ　教えることから学ぶ──スーパービジョン

1. スーパービジョンで求められること

　一定の技量に達したら，スーパーバイザーとして教える機会もあることだろ

＊8　www.abct.org/
＊9　https://beckinstitute.org/

表4-17　厚生労働省の認知療法・認知行動療法研修事業のスーパーバイザーの認定基準

（1）原則として厚生労働省認知療法・認知行動療法研修事業に参加し，スーパービジョン下で16セッションの認知行動療法を少なくとも2例以上経験している。
（2）2例目で第4セッションもしくは10セッションの録音を，Academy of Cognitive Therapyの認知療法尺度CTRS認定評価者資格をもつ評価者（コアスーパーバイザー）2名が評価し，いずれかのセッションにおいて，2名の評価者による総合得点の平均が33点以上で，かつ各項目の平均がすべて2点以上である。
（3）研修事業で（2）の条件を満たしていない場合には，個人的にスーパービジョンを受け，一つのセッションの録音のCTRS評価が（2）の条件を満たす（費用は自己負担）
（4）指導したスーパーバイザー及びコアスーパーバイザーの推薦がある。
（5）スーパーバイザーとして活動することを本人が了承している。

表4-18　Academy of Cognitive Therapyの認定セラピストの認定基準

• 認知療法に関する書籍を5冊以上読む（書籍リストがウェブサイト上にあり）
• 40時間以上の認知行動療法の臨床教育
• 認知行動療法の1年以上，かつ，10例以上の治療経験
• 治療ビデオ／テープと患者サマリーの提出
• CTRSで合計40点以上
• Cognitive Formulation Rating Scaleで合計20点以上

う。スーパーバイザーの役割には，①コンサルタントとしての役割（スーパーバイジーが自分の考えを信じて進めるよう励ます），②教師としての役割，③セラピストとしての役割（心理的サポートも含め，スーパーバイジーの内面や関係性に焦点を当てる。目的はセラピストの個人的な成長）がある。スーパーバイジーの特性やスーパービジョンの進行状況に応じて，これら三者の役割のバランスを考える必要があり，スーパーバイザー自身も学ぶことが多い。

　スーパービジョンは単なる技術指導ではなく，下記の多彩な目的を有しており，そのような観点で後進を見ることは学びとなる。第一の目的は，患者さんの安全を守ることである。学習途上の治療者の診療によって患者さんを危険にさらさないように，自殺，虐待，不適切な薬物療法，治療者の反治療的態度などで患者さんが被害や危険にさらされないようスーパーバイザーは気を配る。第二の目的は治療の品質管理である。能力が十分でない治療者に治療にあたらせないようゲートキーパー（門番）的役割が求められる。第三の目的が治療者のスキルアップである。

122　第三夜　精神療法を学ぶ

基本的なカウンセリングスキルの確認，認知・行動的技法についての解説，ロールプレイ，参考文献の教示，スーパーバイジー自身が自分の問題に認知・行動的技法を使うよう勧めることなど，さまざまな形で指導する（Beck et al., 2008）。

2．観察すべきポイント

スーパービジョンで観察すべき点は，①概念化スキル（スーパーバイジーがそのセッションで何をやろうとしているかを概念化できているか），②介入スキル（概念化している目的や理論をスキルに落とし込めているか，また宿題などの介入法を適切に使えているか），③個人的問題（スーパーバイジーが個人的にセッションにもち込んだり（逆転移など），患者さんとの関係の中で感じている関係性に関することなど），④専門的問題（専門家として見逃してはいけないこと，例えば，患者さんの自傷・他害の問題，虐待などの犯罪行為，自殺のリスクなど。その他，専門家として倫理面での配慮を要することなど），の4点に大きく分けられる。

図4-3の模式図が役立つかもしれない（図4-3）。以下，図の中の番号に沿って説明する。

①患者さんを見る：録音やスーパーバイジーの報告を題材に，スーパーバイザー自身も患者さんの概念化を行う。

②やりとりを見る：患者−治療者の間で交わされる以下の内容を評価する。治療関係（治療同盟），技法（具体的な言葉のやりとりを含む），個人的感情（転移・逆転移感情など），治療構造，倫理的側面（認知行動療法技法にとどまらない広く医学的・倫理的問題）。

③治療者の頭の中を見る：治療者にはどのように患者さんが見えているか，「治療者の頭の中の概念化」を概念化する。

④治療者の特性・能力やスーパーバイザーとの関係性：スーパーバイジーに沸き起こる情緒的反応や，関連する思考・信念の理解を促すこともスーパーバイザーの役割である。

　例えば，ホームワークをしてこない患者さんに関して，スーパーバイジ

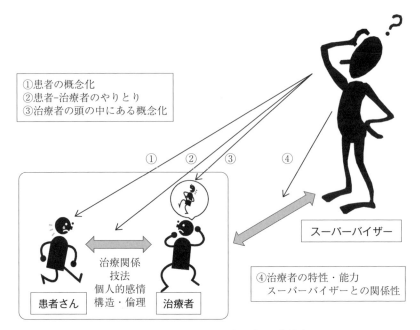

図4-3　スーパーバイザーの注目点

ーがスーパーバイザーに「患者さんのやる気がないので，治療は中止にしたい」と報告したとする。このような場合，

i) 患者さんについての概念化
　例：宿題をしないのはうつ病が重症だからではないか？　危機介入の必要はないか？
ii) 患者さんと治療者のやりとり
　例：治療者の宿題の出し方に問題はないか？　患者さんと治療者の治療関係は？
iii) 治療者の患者さん理解（治療者の概念化）
　例：治療者の逆転移感情，認知（例えば，患者さんにばかにされている等），感情制御能力などに問題はないか？
iv) スーパーバイジーからスーパーバイザーに対する感情や思考
　例：患者さんにホームワークをしてきてもらえない自分は，出来が悪いセラピストだとスーパーバイザーに思われるのではないか？

このように，スーパーバイザーは，治療の進展に影響を与えうるスーパーバイジーの個人的な問題にも気を配り，問題の背景を整理し，協働して問題解決にあたることが大切である。スーパービジョンは治療の縮図であり，問題が認められた場合には，スーパーバイジーの問題と決めつける前に，スーパーバイザー自身やスーパーバイザーとスーパーバイジーの関係性にも問題がないかも検討する。

X　まとめにかえて──チーム医療の中の認知行動療法

　アメリカやイギリスでは，認知行動療法は，臨床心理学，精神医学，一般医学，ソーシャルワーク，看護学，その他，エビデンス・ベースドな治療を尊重する医療現場で，研修の一環に取り入れられている（DeRubeis et al., 2010）。基礎技術として誰もが身につけておくべきものから，より専門的な領域の治療者が身につけるべきものもあり，多職種の中で分化・協働していくことになるだろう。近年の方向性として，（認知行動療法に限らず）精神療法は，単独で実施するというより，スクリーニング，ケース・マネジメント，適切な抗うつ薬の処方，などと組み合わせた協働システムの中で実施していくことが勧められる（Sharpe et al., 2014）。認知行動療法を"治療"ではなく"予防"として用いる試みも，職域（Tan et al., 2014）や学校教育（大野・中野，2015）などで進んでいる。さらに，認知行動療法への情報技術（IT）の利用が進んでいる（So et al., 2013）。IT は量産化・効率化という利点と，人間的な触れ合いが減るという負の側面を有するもろ刃の剣である。動画コンテンツなどとして自動化する部分，ITはあくまで通信手段の一つに位置づける遠隔医療の部分とをうまく併用して，人と人のコミュニケーションを損なわないバランスが課題であろう。

　認知行動療法が普及した理由は，①疾患の精神病理と整合する包括的な理論を構築できていた，②その理論を客観的データに基づいて実証した，③無作為対照比較試験によって治療効果を実証した，という点で既存の精神療法より秀でていたことにあるといわれる（Beck & Dozois, 2011）。

　時代と現場の要請に応じて少しずつ形を変えつつも，これらを柱として，臨床家は学び続けていく必要があるだろう。

文　献

American Psychiatric Association（2013）*Diagnostic and statistical manual of mental disorders, DSM-5*, American Psychiatric Publishing. 高橋三郎・大野　裕（監訳）（2014）DSM-5 精神疾患の診断・統計マニュアル. 医学書院.

Andrews, G., Crino, R., Hunt, C. et al.（1995）*The treatment of anxiety disorders: Clinician guides and patient manuals.* Cambridge University Press. 古川壽亮（監訳）（2003/2004/2005）不安障害の認知行動療法（1）（2）（3）. 星和書店.

Barlow, D. H., Ellard, K. K., Fairholme, C. P. et al.（2010）*Unified protocol for transdiagnostic treatment of emotional disorders: Therapist guide.* Oxford University Press. 伊藤正哉・堀越　勝（訳）（2012）不安とうつの統一プロトコル. 診断と治療社.

Beck, A. T., & Dozois, J. A.（2011）Cognitive therapy: Current status and future directions. *Annu Rev Med,* **62**, 397-409.

Beck, J. S., Sarnat, J. E., & Barenstein, V.（2008）Psychotherapy-based approaches to supervision. In C. A. Falender, E. P. Shafranske（Eds.）*Casebook for clinical supervision.* Washington DC: American Psychological Association, pp. 57-96.

Bohart, A. C., Elliott, R., Greenberg, L. et al.（2002）Empathy. In J. C. Norcross（Ed.）*Psychotherapy relationships that work: Therapist contributions and responsiveness to patients.* Oxford University Press, pp. 89-108.

DeRubeis, R. J., Webb, C. A., Tang, T. Z. et al.（2010）Cognitive therapy. In K. S. Dobson（Ed.）*Handbook of cognitive-behavioral therapies.* The Guilford Press, pp. 277-316.

Dewan, M. J., Steenbarger, B. N., & Greenberg, R. P.（2004）*The art and science of brief psychotherapies.* American Psychiatric Publishing. 鹿島晴雄・白波瀬丈一郎（監訳）（2011）短期精神療法の理論と実際. 星和書店.

藤澤大介（2009）精神療法の研修と教育に関する研究. 平成 20 年度厚生労働科学研究「精神療法の実施方法と有効性に関する研究（主任研究者：大野裕）」分担研究報告書, pp. 118-142, 厚生労働省.

藤澤大介（2012）精神科専門療法の教育研修に関する取組み——認知行動療法. 精神神経学雑誌, **114**, 第 107 回学術総会特別号, SS14-SS20.

藤澤大介・菊地俊暁・佐渡充洋, 他（2010）認知療法の研修システム案. 認知療法研究, 3, 1-7.

藤澤大介・白波瀬丈一郎（2017）精神療法. 三村　將（編）精神科レジデントマニュアル. 医学書院, pp. 62-71.

Fujisawa, D., Nakagawa, A., Kikuchi, T. et al.（2011）Reliability and validity of the Japanese version of the Cognitive Therapy Awareness Scale: A scale to measure competencies in cognitive therapy. *Psychiatry Clin Neurosci,* **65**(1), 64-69.

厚生労働省（2010）こころの健康. http://www.mhlw.go.jp/bunya/shougaihoken/kokoro/）

Kuyken, W., Padesky, C. A., & Dudley, R.（2009）*Collaborative case conceptualization.* The Guilford Press. 大野　裕（監訳）（2012）認知行動療法におけるレジリエンスと症例の概念化. 星和書店.

Levenson, R. W. & Ruef, A. M.（1992）Empathy: A physiological substrate. *J Pers Soc Psychol*, **63**(2): 234-246.

Liese, B. S., & Beck, J. S.（1997）Cognitive therapy supervision. In E. C. Watkins（Ed.）*Handbook of psychotherapy supervision*. John Wiley & Sons, Inc., pp. 114-133.

Martin, D. J., Garske, J. P., & Davis, M. K.（2000）Relation of the therapeutic alliance with outcome and other variables: A meta-analytic review. *J Consult Clin Psychol*, **68**(3), 438-450.

中島美鈴・松永美希・大谷　真，他（2018）集団認知行動療法治療評価尺度の信頼性と妥当性の検討．第18回日本認知療法・認知行動療法学会．

Norcross, J. C.（2002）*Psychotherapy relationships that work: Therapist contributions and responsiveness to patients*. Oxford University Press

大野　裕・藤澤大介・中川敦夫，他（2010）認知療法・認知行動療法 治療者用マニュアルガイド．星和書店．

大野　裕・古川壽亮・藤澤大介，他（2014）厚生労働省の研修事業．認知療法研究，**7**(1)，9-17.

大野　裕・中野有美（監修）（2015）しなやかなこころの育て方：こころのスキルアップ教育の理論と実践．大修館書店．

Sharpe, M., Walker, J., Holm Hansen, C. et al.（2014）Integrated collaborative care for comorbid major depression in patients with cancer（SMaRT Oncology-2）: A multicentre randomised controlled effectiveness trial. *Lancet*, Sep 20, **384**(9948): 1099-108.

So, M., Yamaguchi, S., Hashimoto, S. et al.（2013）Is computerised CBT really helpful for adult depression? : A meta-analytic re-evaluation of CCBT for adult depression in terms of clinical implementation and methodological validity. *BMC Psychiatry*, **13**, 113.

Sudak, D. M., Beck, J. S., & Wright, J.（2003）Cognitive behavioral therapy: A blueprint for attaining and assessing psychiatry resident competency. *Acad Psychiatry*, **27**, 154-159.

Tan, L., Wang, M. J., Modini, M. et al.（2014）Preventing the development of depression at work: A systematic review and meta-analysis of universal interventions in the workplace. *BMC Medicine*, **12**, 74.

Vallis, T. M., Shaw, B. F., & Dobson, K. S.（1986）The Cognitive Therapy Scale: Psychometric properties. *J Consult Clin Psychol*, **54**(3), 381-385.

Wright, J. H., Brown, G. K., Thase, M. E. et al.（2017）*Learning cognitive behavioral therapy, an illustrated guide, 2nd edition*. Arlington: American Psychiatric Publishing. 大野　裕・奥山真司（訳）（2018）認知行動療法トレーニングブック第2版．医学書院．

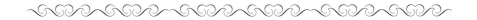

トム・ソーヤのリンゴ

　認知行動療法を系統的・実践的に学んだ最初の機会は，Christine Padesky が主催する米国カリフォルニア Center for Cognitive Therapy のワークショップでした。初心の頃の思い出は何につけても印象が強いものですが，中でも特に心に残っている言葉が「トム・ソーヤを思い出して！」です。

　マーク・トウェインの小説『トム・ソーヤの冒険』では，主人公のトムが，おばさんに塀のペンキ塗りを課せられるエピソードがあります。いやいやペンキ塗りをするトムには，友達は誰も手伝ってくれません。トムは考えをめぐらせ，今度はいかにも楽しそうに壁塗りを始めます。すると，友達が寄ってきてやらせてもらえないかと頼み始めます。トムは簡単にはペンキはけを譲りません。友達はそれならこの（食べかけの）リンゴをあげるからと頼みます。トムは壁塗りを友達にやらせることができたばかりではなく，まんまとリンゴまで手に入れました。さらに，壁塗りをしたいという他の友達が次々と集まってきて，トムへの贈り物を持って列をなし始めました……という話です。

　認知行動療法を学んで最初にぶつかる壁の一つに，「患者さんに課題をしてもらう」ことへの抵抗感があるように思います。患者さんにコラム法のようなツールに取り組んでもらうことに対する，「患者さんに面倒なことをさせてしまう」「患者さんに負担をかけて非共感的だ」などという認識（治療者の自動思考）です。この傾向は，支持・共感のスタイルに慣れたベテラン臨床家が認知行動療法を初めて学ぶ際に強い気がします。

　治療者のそういった認知は，「課題に取り組むことは患者さんにとっても有益で楽しいものになる」という経験を重ねるうちに自然に払拭されますが，経験自体が乏しい，駆け出しセラピストの頃はそうはいかないものです。

　治療者自身がおよび腰だと，患者さんもおよび腰になってしまいます。仮に自分の中に半信半疑の気持ちがあっても，まずは「トム・ソーヤを思い出して」，いかにも有益そうに，そして楽しそうに，認知行動療法に取り組んでみて，そこから見えてくる新しい世界を体験していただきたいと思います。認知行動療法のワークは，壁のペンキ塗り以上に楽しく有意義な体験になりますから！

第 5 章

精神分析的精神療法を身につけるために学ぶべきこと

生地　新

I　はじめに

　私は児童精神科医だが，精神分析的な発想や方法論を自分の臨床の仕事の大きな柱として位置づけている。私にとって，精神分析の発達論や治療論は，子どもの病理を理解し，そして，治療的な介入方法を考えていくためのアイディアの源泉になっている。また，外来治療でも入院治療でも，あるいは施設での心理ケアでも，治療やケアの中で起きてくる子どもたちのさまざまな行動上の問題の背景にあるものを理解する際に，精神分析のこころの理解の仕方を基本に置いている。子どものこころの動きは比較的理解しやすく，治療関係を媒介として治療的介入を考える精神分析の方法論は，子どもの臨床において非常に力があると思っている。子どもはこちらの介入に素早く反応するし，イメージや体験を記憶する力も高い。子どもの治療をする際には，親の面接も大切であるが，親面接のときにも，私たち専門家に対する親の意識的な想いに加えて，無意識的な感情にも配慮することが大切だと思っている。その際に，精神分析的精神療法（心理療法）の経験は役に立つ。このように述べてくると，私は精神分析だけを信奉しているように聞こえるかもしれない。臨床の現場では，私は，症状や疾患・障害の内容によって，応用行動分析や曝露反応妨害法などの行動療法的な方法も用いるし，薬物療法も積極的に行っている。私の臨床のあり方は折衷的，あるいは統合的である。しかし，それでも，私の臨床の基本は精神分析である。

それでは，精神分析理論や精神分析の方法を身につけるためには，どうしたらよいのだろうか。書物や講義によっても精神分析理論についての一定の知識は得られる。しかし，精神分析的な理解の仕方や介入方法は，経験から学ぶスキルの上に成り立っているので，精神分析的な治療を実践し，指導を受けるという形で学ぶ必要がある。一般的には，精神分析家になる人でなければ，精神分析的精神療法を学ぶのが一番よいということになる。なお，Freud, S. が始めた精神分析は，自由連想法を用いて，被分析者（患者）が分析者（治療者）に向けてくる感情（転移）について言葉で解釈を行うという方法で，通常は数年間を要する。自由連想法とは，被分析者にほぼ毎日 45～50 分の間，寝椅子に横になってもらい，頭の中に浮かんだことをそのまま話すように教示して行う特殊な方法のことを意味している。それに対して，週に 1 ～ 3 回程度，主として対面法（お互いに顔が見える位置に座って行う面接法）により，自由連想法に近い教示の下で行う精神療法を精神分析的精神療法と言っている。精神分析的精神療法は，日本でも，医療現場や心理臨床の現場で広く用いられている。本稿では，この精神分析的精神療法を身につけるためには，どんなことを学ぶとよいのかについて，私の考えを述べることにする。なお，本講は 2016年 5 月 7 日に神戸で開催された Japan Psychotherapy Week 2016 での私の講演をもとにしている。

II　精神分析的精神療法の世界に入った経緯

本題に入る前に，なぜ，私が精神分析的精神療法の世界に入っていくことになったのかについて，述べておきたいと思う。この話は，どこかで読んだことがあると思う読者もいるかもしれない。実は，似たような話を精神分析学会の会長講演で話していて，すでに「精神分析研究」誌に掲載されているが，内容も少し異なっているところがあるためと，読んでいない読者もいると考えていて，重複しているところも含めて述べたいと思う。この話は，まったく個人的なものだが，あるタイプの精神療法を学ぼうとする人には，それぞれ，その道に入っていく心理的理由があると私は考えているので，一つのケース報告として読んでいただき，何かの参考にしていだだきたいのである。

130　第三夜　精神療法を学ぶ

1．SF から深層心理学へ

さて，今から50年くらい前に，中学生になった私は，Science Fiction（SF）や Rock Music が好きになった。特に SF は通学の途中や授業中にむさぼるように読んでいた。米国のアポロ宇宙船が月に着陸し，核戦争の恐怖が身近だった1970年代の初め頃のことである。SF の世界では，New Wave と呼ばれる作品群が話題になっていた。外側の宇宙ではなく，人間の内側の宇宙，内宇宙を探索するのが，新しい SF の方向性だと主張されていた。Rock Music の方も，ヒッピー・ムーブメントや LSD や大麻などの幻覚作用のあるドラッグを使用する文化の影響で，幻想的な作風の Psychedelic Rock や Progressive Rock が流行していた。そのような時代に，私は，英国の SF 作家 Ballard, J. G. や筒井康隆氏の作品を読んだ影響で，いわゆる「深層心理学」に興味をもち始めた。筒井氏は Freud に興味をもったのは，父親との葛藤が強かったからだろうと私は考えている。そのことは，『残像に口紅を』という文字通り実験的な小説を読むとよくわかる。筒井氏は，多分，Freud の著作の多くに現れる「父親殺しのテーマ」に強く惹かれたのである。高校のときには，Freud の『精神分析入門』や『夢判断』や河合隼雄の本を読んだのだが，なかでも Freud の主張に強く惹かれた。私は，親との葛藤はあまり自覚していなかったが，同胞葛藤は強く自覚していたので，Freud の，多くの問題を幼児期の家族との葛藤に還元させるような議論は，わかりやすかった。幼い Freud も弟との間の葛藤を抱えていたことは有名である。Freud の著作は，我田引水かつ牽強付会な印象もあったが，それでも私は Freud が好きになったのである。20世紀は，表層にある現象の背景に何が隠れているのか，深層にある真実に関心が向いた時代だったと思う。自由主義と資本主義が支配していた西側の大学生の多くが，Freud や Jung, K., Kafka, F. や Joyce, J. あるいは，Marx, K. に関心をもっていた。日本では，Marx かぶれの学生が多く，Freud かぶれの学生が少なくて，それが日本の特徴だったとも思う。今でも精神医学や臨床心理学は，日本のアカデミズムやいわゆる知識人の世界では重要な位置を占めていない。医学の世界ではなおさらのことである。いずれにしても，当時は，すべてが明示されて，オープンで誰でもアクセスできる簡便な方法が好まれる21世紀の初頭の

現代とは，違う時代だった。このようにして，高校生のときに，私は精神分析を学びたいと考え始めていた。高校の担任に相談したところ，心理学では食べていけないし，精神医学の世界でも同じようなことは学べるから医学部を受験したらどうかと言われて，素直な私はそのまま医学部を受験した。医学部の4年生頃から，精神科の講師や助手の先生たちの協力を得て，精神療法ゼミという自主的なゼミを始めて，そして，そのまま精神科の医局に入り，現在に至っている。

2．隠された真実への興味

　今でも，私は，隠された真実に興味があり，患者さんや相談者の訴えの背後に何かがあると考えてしまう癖がある。目に見える行動そのものを対象に，具体的な対処方法を学んでいく行動療法の世界よりも，隠された真実を見ようとする精神分析の世界が好きになったし，今でもそうである。隠されているものへの好奇心や，真実を知ろうとする気持ちが強い人の方が，精神分析や精神分析的精神療法により関心をもちやすいだろう。ところで，精神分析について語るときのキーワードとして無意識という言葉があるが，無意識はまさに隠された真実が存在する領域である。もっとも，無意識と言っても，そこには，普段考えないように意識から追い払っている気持ちや思考の他に，身体が覚えている言葉にならない手続き記憶のようなもの，それに，生得的に生物学的に備わっていて意識に登らない行動パターンや衝動など，さまざまなものがあると考えられている。Freud もいろんなことを言っているし，無意識は一枚岩ではない。ごちゃごちゃしたものが，あまり整理されていないまま扱われるというのが精神分析の特徴かもしれない。また，精神分析理論の特徴として，こころの動きや働きという目に見えない体験を視覚的なイメージで提示することが多いということである。このため，例えば，無意識と意識は隣り合わせの二つの場所のようにイメージされるし，自我や超自我という実体があるかのように論が進められることがある点に注意を払う必要がある。図5-1は，Freud が『続精神分析入門』（1933）という講義録の中で示したこころの構造についての仮説的な図解であるが，この図にあるような自我や超自我というのは実体ではなく，こころの働きを説明するための方便である。意識や前意識，無意識の区

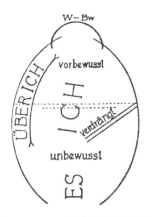

図5-1　Freudの心的構造（1933）

別も同様である。少なくとも意識的なことと無意識的なことの間に，Freudが言うほどの境界線はない。

　精神分析の方法について比較的若い人たちに伝えるのに，どういう話をしたらよいのか考えてみた。治療の全貌をお話することは時間的にも難しいので，最初に，子どもの1回の面接のことを述べたいと思う。この面接のケースも，前述した精神分析学会の会長講演の中でも紹介したケースだが，ここでは，絵も含めて，少し詳しく述べる。私は，ケースの中で，その人の抱えている問題やその人のこれまで育ってきた歴史が，「今，ここ」の面接の空間で，話されることや絵や遊び，あるいは，そこで示される行動の中に入れ子細工のように表現される様子を伝えたいと思う。そして，そこで，患者（クライエント）や治療者（セラピスト）のこころの中にさまざまなイメージや感情が生じ，情緒的な交流が生まれるものなのだということも示したいと思う。

III　症例提示

1．アセスメント面接

　今回紹介するのは，幼稚園児のX君のケースである。プライバシーがわからないように面接の本質を損なわない範囲で修正をほどこしている。本ケースの発表について，養育者から同意を得ている。施設での初回面接の記録を参考に

して，面接の様子を再構成して，以下に記述する。

　時間設定45分で，ある児童福祉施設内の10畳くらいの心理療法室で行った。部屋の中に，テーブルが一つと椅子が二つ，コピー用紙とクーピーと鉛筆，ぬいぐるみ・恐竜などのフィギュア，それに車・電車のおもちゃ，バランスボールなどが棚の上に置いてある。A医師の役割は，1回だけの面接によるアセスメントである。X君が夜に起き出して泣いたり，日中，ぼうっとしたりすることがあることが心配されて，A医師によるアセスメントが求められたのである。まず，この子が施設にいる理由などは職員から説明を受けた。その後，職員に連れられてX君がやってくる。職員が部屋から出てから，面接を始めた。

　A医師は「お名前はX君ですね」と声をかけて，「私は，○○○という名前です。子どものお話を聞いてその子が困っていることを相談するのが専門のお医者さんです。『もしもし』とか注射とかはしなくて，今日はお話するだけです」と自己紹介をする。X君は頷きながら，じっとA医師を見てしっかりと聞いている。X君は年相応の体の大きさで，一生懸命に聞いてくれて可愛い男の子だなとA医師は感じる。

　A医師が「X君は，歳はいくつかな？」と尋ねると，X君は「4つだよ」とはっきり答える。「X君は，今，どこに住んでいるの？」とA医師が聞くとX君は「○○○」と施設の中のユニット名を答える。「○○○には，誰がいるの？」と聞かれたX君は子どもたちの名前を「Bちゃん，Cちゃん，Dちゃん，Eちゃん，Fちゃん，Gちゃん」と列挙した後，思い出したように「うんと，あとね。Hちゃん」と付け加える。A医師はHちゃんについてX君は何か葛藤があるのだろうなと思う。A医師が「○○○の職員の人は誰ですか？」と聞いたところ，X君は「IさんとJちゃん」と答えて，A医師はそれだけのはずはないと思って「後は？」と促すと「Kちゃん」と付け加えた。A医師は，頭の片隅でLさんが抜けているのはなぜだろうと思う。

　A医師は話題を変えて「X君ね，何か楽しいことはある？　楽しいことあった？」と聞いてみる。A医師は，初対面の年配の男性医師から困ったことについて言葉で聞かれても幼稚園児のX君には言葉で表現することは難しいだろうし，緊張感が高まってしまうかもしれないと思い，楽しいことに話題をもって

134　第三夜　精神療法を学ぶ

いったのである。X君は「ミッキーの汽車ぽっぽ。ディズニーランドで買った」と答え，それから「Mさん（若い女性のPSW）が買った。園長先生（年配の女性）はHちゃんに，おもちゃ買った」と話を続けた。A医師は，ディズニーランドというのが最近の話なのか，だいぶ前の話なのか，わからないと思う。しかし，職員の話が出たし，最近のことのようにX君は話すので，施設の旅行で行ったことは確かだろうと思うのだが，連休や長い休みの時期でもないし，そこへ行くには4時間くらいかかる場所にある施設なのでA医師は不思議に思う。別な遊園地の間違いかとも思ったA医師は「へえ，ディズニーランドに行ったの？」と確認する。X君は「うん」と頷く。A医師は，泊まりがけで行くような場所なのに，最近，連休もなかったのに，なぜディズニーランドに行けたのかということにこだわり「いつ頃かな？」と聞く。それには，X君はうまく答えられず，何か口の中で「ごにょごにょ」言っていたが，A医師には聞き取れない。X君は「それからね，映画も見た。ドナルドの映画」と質問とは別の話をする。A医師が不思議そうにしていたので，X君は，自分が本当にディズニーランドに行ったのだということを言いたいのかもしれない。

　A医師は，また，話を変えて，「幼稚園はなんていう幼稚園なの？」と聞いた。X君は，「M幼稚園○○組」ときちんと答えてくれる。A医師がさらに「幼稚園の先生はなんていう先生？」と聞くと「N先生」と答える。

　A医師は，X君がそろそろ少し緊張がとれたかもしれないと思い「困っていることはない？」と聞いてみるのだが，X君からは「ない」という返事が返ってくる。A医師が質問の仕方を少し変えて「心配なことはない？」と聞くと，X君は，「うん。僕のうちにはブロックがあるの」と言う。ブロックを持ってきたいということなのか，A医師にはよくわからない。そして，それ以上は話が膨らまない。A医師は，これは言葉でX君の困っていることを引き出すのは難しいと思う。そして，言葉だけの質問を終えることにする。

　A医師は，「それじゃあ，ここのものを使って遊んだり，お絵かきをしたりしよう」とX君に声をかける。X君は，バランスボールを見つけて，A医師の座っている方に投げたり，蹴ったりし始める。A医師は，その様子を見て，バランスボールは母親のお腹だろうと思う。A君は自分を産んでくれた母親のお腹を懐かしく想う気持ちがあるはずだが，腹立たしくも感じているだろう。そ

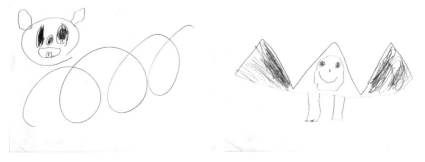

図5-2　X君とA医師のスクィグル描画1　図5-3　X君とA医師のスクィグル描画2

れからX君は，磁石と砂鉄を利用したお絵かきボードにスタンプを押す。△や☆や○などのスタンプを押した後，それから黒く塗りつぶして「まっくらだ」と言う。A医師は，X君が経験しただろう大停電のことを思い出す。

　A医師は，「X君ね。お絵かきの遊びをしよう。先生がぐるぐるって描くから，それに何かを描いて絵にしてね。その次は，X君がぐるぐるって描くよ」と相互なぐり描き（スクィグル）にX君を誘う。A医師は「ぐるぐるぐる」と言いながら丸を描く。そのX君は，左上にねずみのような絵を描く。そして「ミッキー！」と言う（図5-2）。ディズニーランドに行ったことが絵にも反映しているのだが，この子にとって，本当にそれがとても嬉しいことだったのだろうかとA医師は考える。X君が描いたぐるぐる描きの中にA医師は可愛らしい幼い男の子の顔を描く。

　次にA医師が描いた「ぎざぎざ」をX君は3つの山にしてそして，真ん中を巨人にする（図5-3）。その巨人について，X君は「怖い人」と言う。その頃，流行し始めていた『進撃の巨人』というコミックをA医師は思い出した。大きな人は，何かX君の大きなものへの恐怖の投影かもしれないが，小さい子どもにとって大人は巨人のようなものかもしれない。怖い人は，誰なのだろうとA医師は考えた。母親？　あるいはX君が会ったことのない父親？　だろうか。次にX君が書いた二重の楕円形を見てA医師はソーセージエッグを描きたくなる。お腹が空いていたのかもしれないのだが，描いてみるとそれは一つ目小僧のようにも見えるとA医師は気づく。

　次に，A医師が○を左下と右上に描く。X君は，右の○を笑顔のねずみのよ

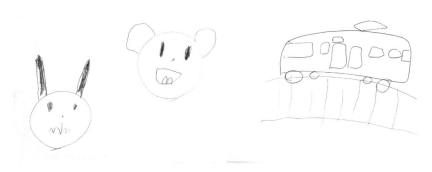

図5-4　X君とA医師のスクィグル描画3　　図5-5　X君とA医師のスクィグル描画4

うな絵にして，また「ミッキー」と言う（図5-4）。そこまで聴いて，A医師は，母親の名前がミッキーと似ているのだろうと直観する。X君は，それから左下の○に角を生やさせて「鬼」と言う。どきっとしたA医師は「鬼？」と聞き返す。X君は，あわてたように，「あ，うさぎ」と言ってうさぎに書き直すのだが，A医師にはうさぎの口は怒っているようにも見える。あわてたのは，ミッキーと鬼の秘密にA医師が気づいたことにX君も感づいたのかもしれないとA医師は思う。その時点で，ミッキーは笑顔の母親で，鬼・うさぎは怒っている母親なのだとA医師は理解していたからである。そして，A医師がミッキーと母親のつながりを確かめたくなって，「お母さんの名前を教えて？」と聞いてしまう。X君はきっぱり「教えない」と言う。A医師は余計なことを聞いたと後悔する。X君が必死になって，母親の良い部分を悪い部分から切り離そうとしているのに，それを暴き立てたような気がしたからである。

　最後に，X君が横にした「はしご」のようなものを描き，A医師がそれを「線路だあ」と言いながら，その上に電車を描く（図5-5）。「どこ行きかな」とA医師が聞くと，X君が「○○山」と言う。その電車は，ディズニーランドに行ったときの電車かもしれないが，同時に施設に来る前に，引っ越しで母親と乗った電車なのかもしれない。「○○山」は，施設のある丘に連なる山である。

2．X君の問題の背景と生活の様子

　X君の母親は，不安定な人でパーソナリティ障害という診断のもとで精神科治療を受けている人である。母親は，処方された薬を大量に飲んでしまうこと

があり，X君も何度か児童相談所に一時保護をされていた。そして，母親が養育することが難しいと判断されて，児童福祉施設に措置されている。母親は，不安定になるとX君に対しても暴言を吐いたりすることがあったらしいのだが，優しくできることもあり，X君は母親にある程度なついていたと考えられる。母方祖母も精神疾患で，子どもをほめることがなく怒ってばかりいる人で，精神科に入院したこともある人である。母親はX君が生まれてしばらくしてから父と離婚し，X君と一緒に近県で暮らしていた。その後，その地方で起きた大きな災害の影響もあって，X君が幼稚園に入る頃に現在の居住地に引っ越してきた。X君が施設に入る頃に母親は再婚している。X君の知的発達は正常と判定されている。

アセスメント面接の後のA医師が助言者を務める形の事例検討会の中で，X君の生活の様子について，詳しい報告がなされた。X君は施設に来てから，日常生活で「ママと会いたいな」など母親を恋しがることは多かったと言う。夜，入眠後に起き出して「痛い」「怖い」と言ったり，大泣きしたりすることがあるし，日中，ぼうっとすることもある。同じユニットにいる年下のHちゃんに対してライバル意識が強い。母親と養父の面会が時々あるが，そのときはテンションが上がる。しかし，その後，夜泣くことが増える。先週，施設の幼児たちが，電車に乗って日帰りでディズニーランドに行ってきた。帰りの電車で夕方に母と昔住んでいた街を通るときに，外を見ていて「怖い」と言い，不安そうになったが，施設に戻って落ち着いたということであった。

3．A医師のアセスメントの結果

X君は，母親と一定の愛着関係が成立していると考えられるが，同時に母親の暴言や自殺未遂などのトラウマがあり，母親イメージは良いものと悪いものに分裂している。母親から引き離された悲しみは感じているが，良い母親イメージを保とうとしていて，悪い母親は別の人間やものに投影される傾向があり，母親のイメージは統合されないままである。自分が愛される存在であると感じることが難しく，情緒的対象恒常性は確立していない。

虐待をする人と同一化して，弱い存在を攻撃して自分の弱さを否認する傾向もある。原始的な防衛機制（こころの中の葛藤を処理する方法）が優勢で，妄

想分裂ポジションから抑うつポジションに移行することは困難である。

　外傷体験がフラッシュバックや悪夢などの形で蘇り，解離状態になることもありそうである。知的機能や運動機能は，虐待やネグレクト，それに親からの分離の体験をしながらも，現時点では，正常な状態に保たれている。そして，ある程度，象徴を使う力を備えている。

　今後の心理ケアについてのA医師の提案は，以下のようなものだった。「本人への精神分析的遊戯療法は毎週施行し，長期間継続するとよいだろう。施設の担当職員はなるべく長期に関われるように配慮すべきである。母親の精神科治療のほかに，母親への心理的な支援（児童相談所などのCWや臨床心理士による定期的な面接）が必要だろう。面会で，親子で過ごすときに，施設職員も入って，母親との関わりを支援する必要がある。家族再統合はゆっくり慎重にした方がよい」。

4．X君の精神分析的心理療法の概要

　20歳代の女性が担当していて，週1回45分の精神分析的心理療法（プレイ・セラピー）を施設内で実施している。その半年間くらいの経過を簡単に述べる。X君の心理療法については，何回かA医師がコンサルテーションを行っている。

　心理療法の最初の回では，もごもご言いながら笑顔で入室した。黒ひげ危機一発で遊び，最後には剣でセラピストを刺す遊びを行った。その後のある回では，2匹の蛇の合体した後，「死んじゃった」と言ったりしていた。それに続く何回かの間に，食べたり，食べられたり，敵と味方がくるくる入れ替わる遊びが展開した。あるとき，古い方の紙粘土を使うように言ったセラピストに「けち」と文句を言って，「ママはお菓子いっぱいくれるよ」と言っていた。平和な世界に急に怖い世界や攻撃性が表出されることもあった。その後，「○○ちゃん（セラピストの名）大好き！」と言った後に，「バーカ，おまえなんか嫌いだよー」と言い放つ回もあった。その一方，その頃の別の回で，ママへの手紙を書いて「いつもありがとう」と書いたりするのであった。戦いの後，一人ぼっちで恐竜の赤ちゃんが泣き続ける場面を演じることもあった。その後も，死と再生のテーマも繰り返されて，うんちやおしっこを食べさせる世界や，高揚感

第5章　精神分析的精神療法を身につけるために学ぶべきこと　139

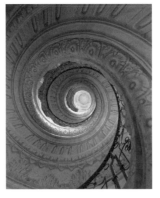

図5-6　オーストリアのアビー修道院の螺旋階段

や笑いで不安や悲しみを吹き飛ばそうとするような回が続いていた。

5．アセスメント面接が教えてくれること

　私たちの人生は，ボレロのように単調な反復がある中に，しだいに盛り上がることもあり，はなばなしい展開もある。しかし，突然の暗転や低迷期もある。精神療法も同じことである。精神療法は同じことの反復だが，それは，単純な繰り返しではない。その構造は，入れ子細工と言った方がいいだろう。難しい言葉を使うならばフラクタル構造である。例えば，東北地方の太平洋側のようなリアス式の海岸線を見ていくと，大きな半島の海岸線には，小さい半島があり，その半島の中には小さい岬や湾があり，その岬や湾にも小さい凹凸の構造がある。フラクタル構造の例として，図5-6にオーストリアの修道院の螺旋階段の写真を示す。私がアセスメント面接を詳しく述べたのは，その面接過程の中にX君の人生や内面の世界が反映されていて，そしてX君のこれから始まる心理療法の経過を予想させる情報が含まれていると思われるからである。X君の母親への複雑な思い，記憶にない父親への思い，今の施設にたどり着くまでの人生，今の施設の中の暮らしの中で感じる寂しさや嫉妬心と楽しみなどが，そこに表現されている。面接の中で，私の中に浮かんだイメージや生じた感情も大切な情報である。もちろん，1回目の面接だけで，これらのことがすべて明確にわかるわけではない。このアセスメント結果も，児童相談所の

記録や施設での生活の記録，これまで得た精神医学や精神分析などの知識，自分の臨床経験や実生活の体験なども参考にしているはずである。しかし，心理療法の経過を見れば，私のアセスメント結果が，あたらずとも遠からずであったことがわかるだろう。3 〜 4 歳の子どもでも，面接や遊びを通じて深い交流が可能なのである。むしろ，子どもは大人よりも精神療法における交流には長けていると言えるかもしれない。

IV　精神分析的精神療法で大切なこと

1．枠を守ること

　精神分析的精神療法で大切にしていることの一つは，一定の枠を守るということである。一定の枠を守ることは，教条的なルールではなく，あくまで一定の枠の中で，特別の指示がないままに，何かを表現し続けることで，その人のこころの動きや抱えている問題が明らかになるという多くの臨床家の経験に基づいている。例えば，朝の連続ドラマの始まる時間が，毎日変わったらどうなるだろうか？　そんなことになったら，私たちは見落としてしまう回も多く，続けて視聴することは難しくなるだろう。母親が保育園に迎えに行く時間が予測できないほど日々変化したら，子どもはどうなるだろうか？　そうだったら，子どもは不安でしかたないだろう。同じように，毎週何曜日の何時には，同じ部屋に行き，いつもあまり変わらないように見えるセラピストが話を聞くということは，安心感をもたらし，精神療法を継続しやすくなり，そこで二人の間に起きることへのお互いの感受性は高まっていく。しかし，一定の枠の中で，話をし続けることは，相談者にとってもセラピストにとっても，時には苦痛であったり，無味乾燥であったりする。そうした苦痛を理解しながら，時にはクライエントを励ましながら，精神分析的精神療法のセッションは続けられる。そうして続けていく中で，反復のある入れ子構造の物語がしだいにはっきりと形を現し，そしてセラピストと相談者の間に気持ちの交流が生じるというわけである。そして，精神分析的精神療法のセラピストは，その交流を通じて感じとったこと，理解したことを言葉で伝える。精神分析的精神療法では，面接をする部屋の中での，「今，ここ」で感じること，考えることを大切にしてい

第 5 章　精神分析的精神療法を身につけるために学ぶべきこと　141

る。以上述べたようなことが，多分，広い意味での精神分析的あるいは力動的精神療法に共通している文化である。精神分析的精神療法が主に扱っているのは，過去の記憶や日常生活での行動や認知ではなく，今現在のこの場のことである。少なくとも，現代の精神分析の世界では，「今，ここ」での相互交流を治療の手段にしている。そのため，かつて，「セラピストの側が幼児期から引きずっている葛藤に由来する治療の邪魔になる感情」として定義されていた逆転移という言葉は，今は，別の意味に使うようになっている。現在は，「逆転移」を相互交流の中でセラピストの内面に必然的に起きてくる感情として定義される。そのような逆転移は活用できるものであり，逆転移は，クライエントの内面にある感情や病理を理解するための手段になりうると考えられている。

2．発達論とこころのモード

もう一つ，精神分析や精神分析的精神療法において大切なことは，人のこころの中に，層状の構造や独立して動く複数の領域やモードを想定していることである。そして，精神分析の世界では，人のこころの発達において，螺旋階段状の過程を想定している。

最も古い発達論は，Freud の精神性的発達論である。例の口唇期，肛門期，男根・エディプス期，潜伏期，性器期というものである。これらの言葉は，発達上の一つの時期を表している。しかし同時に，人のこころの中にそれぞれの時期のこころのあり方が残っていると考えられている。その意味では，精神性的発達論においても，人の心に層状の構造を想定していることになるだろう。この発達論においては，何か葛藤が生じて，うまく対処できないときに，古い時期のこころのあり方が退行という形で現れると考えるのである。

事実上，児童分析の創始者である Klein, M. のポジション論（Klein, 1952）では，時期というよりも，同時に存在する複数のこころのモードとして，妄想分裂ポジションと抑うつポジションが想定されている。妄想分裂ポジションにおいては，自分のイメージや相手のイメージが分裂しているか，ばらばらになっていて，被害感や，自分がなくなる強い不安がうずまいている一方，それを認めまいとする気持ちや，自分は強いから平気だというような気持ちが働いている。抑うつポジションは，自分が相手を憎んで傷つけたことを認めて，後悔す

142　第三夜　精神療法を学ぶ

る気持ちや，お詫びにその埋め合わせをしようとしたり，壊れた関係を修復しようとしたりする気持ちが働く，より成熟したこころのモードである。抑うつポジションにおいては，自分のこころは一つのまとまりを持てるようになっている。

　乳幼児研究で有名なStern, D.の自己感の発達の理論（Stern, 1985）では，新生自己感，中核的自己感，主観的自己感，言語的自己感が，発達と共に生まれ，それが層になって積み重なっていくというイメージが示されている。

　いずれにしても，こころの中に，小さい頃のこころの形が保存されていて，しかも，それが私たちのこころの動きに大きな影響を与えているというのが，精神分析の見解である。過去ではなく，今，そうした古いこころが動いているということなのである。例えば，X君のこころの中では，被害感や万能感の入り混じったより原初的な領域である妄想分裂ポジションが優勢のように思われる。もちろんX君もよい体験をしている部分もあるのだが，人とのよい関係を壊すような自己破壊的な部分ももっていると考えられる。こうしたモードの切り替わりは，面接やプレイの中でも直接観察することができる。創造的で交流のある世界を演じていたかと思うと，それをぶち壊すようなことをするX君は，二つのこころのモードの間を行き来しているのだろうと考えられる。こうしたモードの切り替わりは，子どもの場合，より，わかりやすく観察しやすい形で起きると私は思う。多重人格の人格の入れ替わりも，このモードの切り替わりと関連しているかもしれない。ただ，精神性的発達論やポジション論など，複数の似たような，しかしそれぞれ異なるモデルが存在するために，精神分析の理論は，わかりにくくなっているように思われる。

　3．象徴やメタファーを理解すること
　精神分析の世界では，象徴的な表現やほのめかしに注意を払う。表向きの意味の裏に，別の意味が隠されていると考えるのである。X君にとって，ミッキーは単なるミッキーではなく，母親のことも意味しているし，バランスボールは，母親のお腹なのかもしれない。そして，それはセラピストの存在ともつながっている。ディズニーランドは，楽しい場所でもあるが，暗闇や不安定な乗り物がある怖い場所でもある。そして，ディズニーランドへの往復の旅は，災

害の後の母親との不安な引っ越しの旅とつながっているかもしれない。しかし，施設のある山に向かう電車は，私にはX君の希望も表現されているようにも思うのである。こんな風に，一つの表現に多重な意味を感じとってこころの内面の理解につなげていくというところも，精神分析の考え方に基づく精神療法の特徴だろうと思われる。なお，子どもの精神分析的精神療法についての私の考え方をもう少し知りたい方は，文献（生地，2010，2013，2016）を参照していただきたい。

V　おわりに

　精神分析的精神療法を身につけるために大切なことを簡単に述べてきた。精神分析的精神療法を学ぶためには，書物や座学の講義の他に，ケース検討会に参加し，いくつかのケースについて個人スーパービジョン（あるケースについての長期的で個別的な指導監督）を受けることが一般的である。そして，可能ならば研修のために自分が精神分析的精神療法を受ける体験，乳幼児観察や集団精神療法に参加する体験などをするとよいだろう。言葉だけの情報で学ぶのではなく，身体感覚や感情を含む体験を指導者や仲間と共有しながら，身につけていくものなのである。日本においても，精神分析的精神療法の研修の場は，少しずつではあるが，広がってきている。多くの若い人たちがこの世界に関心をもつことを期待している。

文　献

Freud, S.（1933）*Neue Folge der Vorlesungen zur Einführung in die Psychoanalyse.* Wien: Internationaler Psychoanalytischer Verlag. 懸田克躬・髙橋義孝（訳）（1971）精神分析入門（続）．人文書院．

Klein, M.（1952）*Some theoretical conclusions regarding life of the infant. In the Writings of Melanie Klein.* London: Horgath Press. 佐藤五十男訳：幼児の情緒生活についての二，三の理論的結論．小此木啓吾・岩崎徹也（編）（1985）妄想的・分裂的世界　メラニー・クライン著作集　4．誠信書房，pp.27-116.

Stern, D.（1985）*The interpersonal world of the infant: A view from psychoanalysis and developmental psychiatry.* New York: Basic Books. 神庭靖子・神庭重信（訳）小此木啓吾・丸田俊彦（監訳）（1989）乳児の対人世界―理論編．岩崎学術出版社．

生地　新（2010）児童精神医学の実践における精神分析的理解の有用性について．精神分析研究，**54**(2), 112-117.

生地　新（2013）子どもの精神療法で大切なこと．児童青年精神医学とその近接領域，**54**(4), 389-395.

生地　新（2016）子どもの精神療法――精神分析の立場から．児童青年精神医学とその近接領域，**57**(3), 386-392.

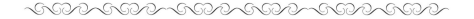

ふと思うこと——万能感について

　このところ，「ふと思う」という余裕がもてなかった。コラムの執筆が遅れた言い訳だが，本当に忙しかったのである。今の私は，大学院生の教育と研究指導，児童精神科の外来診療，行政機関や児童福祉施設のコンサルテーション，精神療法のスーパービジョン，個人精神療法，学会の役職などを目一杯引き受けてしまい，身動きがとれない。60歳代に入ったので，仕事を減らしていきたいと思うのだが，なかなか減らない。歳をとったのだから，店じまいの準備をしなければならない。でも，しがらみもあるし，やめないでほしいと言ってくださる方々もいるので仕事を断れない。しかし，仕事が減らないのは，何より，いろんなことができると私は思い込んでいるからだろう。私は，そういう「膨らんだ気持ち」を捨てられないのだ。

　ところで，この「膨らんだ気持ち」を精神分析の業界では，万能感と呼ぶ。だいたいは，悪口というか，病理的なものとして扱われている。精神療法家は，クライエントの万能感に厳しい。しかし，精神病理学者や精神療法家を志す人には，実は，ひそかに万能感をもちたくて，全知全能を目指す人が多い気がする。難しい理論や哲学を好む人，例えば，ジャック・ラカンやウィルフレッド・ビオンを信奉する人は，全知を目指しているのだろうと思う。全能を目指す人は，ある技法でより多くのこころの問題を解決しようとする人たちかもしれない。ミルトン・エリクソンに傾倒する人や認知行動療法の熱心な唱道者たちは，人を変えることや操ることで全能感を得たいのかもしれない。

　ところで，万能感の裏には，子どもの頃の寄る辺のなさや何も知らされない寂しさが関係しているという考え方がある。インドで生まれたビオンは，厳格な父親と情緒表現の乏しい母親に育てられた後，8歳から英国の寄宿舎学校に入ったという。ミルトン・エリクソンは，読字障害や色盲があり，青年期にポリオで全身が麻痺する体験をしている。精神療法家の多くは，幼児期に不幸な体験をしているものである。もっとも，多くの人間の赤ん坊時代は不幸なのかもしれないので，幼児期が不幸だから精神療法家になるとは言えないだろう。言えるのは，子ども時代の不幸や無力を克服したい気持ちがあって，私たちは精神療法に取り組んでいるのかもしれないということである。そして，精神療法に取り組みながら，「膨らんだ気持ち」が小さくなったところで，私たちは落ち着くのかもしれない。

第6章

支持的精神療法を学ぶ
―― 「普通の臨床的配慮」を磨く ――

青木省三

I はじめに

　精神科の日常診療において，一人の患者にさくことができる時間は限られたものである。その限られた時間の中では精神療法を行うのは難しいと考えるのではなく，この限られた時間をいかに精神療法的なものにするかが大切ではないか，と筆者は考えている。精神療法の条件として，日常診療の中で行えるということはとても大切である。山下格（2010）は，日常診療においては「体系的な心理療法よりも，ごく普通の臨床的配慮，あるいは常識的な診療が必要かつ十分であることが多い」と指摘しているが，この「臨床的配慮」こそがまさに求められているものであり，広い意味での精神療法，支持的精神療法ではないかと考えている。そもそも精神科の一般外来は，受診数の多さなどから，さまざまな制約があるのが普通である。その限られた診察時間の中で行うものが，筆者の考える精神療法であり，本稿では，筆者の考え方や留意している点について記したい。

II 基本的な考え方

1. 精神療法の目指すもの――人生と生活

　精神療法は，精神症状とそれに伴う苦痛を軽減・消失させることを目標とする。だがそれは，その人の生活と人生が少しでも質のよいものへと向かうこと

へと応援するためである。多くの場合，精神症状の改善は，生活と人生によい変化をもたらすが，症状の改善が難しい場合や，症状が改善しても生活や人生がよい方向に向かわない場合もある。診療に際しては，精神症状の改善だけでなく，患者の生活や人生が少しでも質のよいものへと向かうために，何が求められているかと考える必要がある。慢性の精神疾患を病んでいる人でも，生活や人生がよいものになると，難治な症状が思わぬ改善をすることは稀ではない。

　そのためは，まずは，症状の背景にある，その人の人生の大きな流れ，そして現在の生活をとらえ，その中に現在の症状を位置づけるように試みたい。もちろん初診に多めに時間をさいて，その人の人生や生活をとらえることが大切であるが，再来の診察を続けていきながら，その人の人生と生活をよりリアルに描き出していくこともとても大切である。人生には，よい方向に向かっている時期，平穏な（あるいは停滞している）時期，悪い方向に向かっている時期など，山あり谷ありである。少し荒っぽくまとめると，人生がよい方向に向かっているときには症状は力を弱め，人生が悪い方向に向かっているときには症状を強める。人生のどのような時期にいるか，どのような生活を送っているかを思い描きながら，その人生と生活のしんどさや苦しさを労うような言葉を添える。これが精神療法的配慮というものであろう。

　生活を考えるときには，少なくとも二つの視点が必要である。一つは，福祉的なサービスの利用も含めて，生きていくための基盤を考えるものである。もう一つは，日々の生活の中に少しでも楽しみや喜びを感じる時間はないか，ほっとしたりゆったりできる時間はないか，と生活の質について考えていくものである。前者は，生活そのものを支えていくものでありその重要性は言うまでもない。後者は，患者の目が生活の質に向き，生活が少しでもよいものとなるように，いろいろと助言や提案をしたり，一緒に考えたりすることである。臨床においては，いずれも大切となる。

2. 自然回復力を基本に考える

　精神疾患は統合失調症を始めとして自然回復力に富んだものである。しかし，些細なことから慢性化へと向かうものでもある。そのため，精神疾患はできるだけこじらせないように，回復を阻害するものを取り除き，回復していく

条件を整えることが大切となる。隔離や拘束などの強制的な治療や，不用意な問診や，不適切な薬物療法が自然回復を妨げることがある。回復のための治療が，慢性化へと導くこともある。自然回復を妨げるようなものを極力減らしていく。これも精神療法的配慮の一つである。

3．侵襲の少ない診療を心がける

　精神療法といえば，その人が悩みや苦しみを話すことが必須のように考えられやすい。もちろん，その人の話す悩みや苦しみに耳を傾けることは大切である。だが，話すことによって混乱が増えたり，話したことを後悔したりすることもある。話さない方がよい悩み苦しみもある。人は皆，悩み苦しみを抱えて生きていくものと考えれば，悩むということを支えることこそが大切になる。悩み苦しみは成長の糧でもある。話を聞かないという意味ではなく，悩み苦しみを話すことは必要最小限にとどめるように心がけたい。これも精神療法的配慮の一つである。

Ⅲ　支持的精神療法とは

　井村恒郎（1952）は，「適応の仕方を根本的に変革しないで，相手の適応能力を支えることに主眼をおきながら，自然に再適応に導くのが支持療法である」としている。筆者は支持的精神療法とは，「その人の生き方・考え方を変えようとするのではなく，今，一生懸命に生きている，その人を支えるもの」と考えている。「大変ですね……でも，よく頑張っておられますね」などと受けとめられ，「誰かに，自分の苦しみがわかってもらえた」という体験を通して，人は支えられる。気持ちのゆとりができると，少し生き方，考え方を変えようという気持ちも出てくる。例えば，ケガをして血を流している人に，「大丈夫ですか」と声をかけ，ケガの手当をする。このような「人としての自然なこころの動き」が，支持の基盤ではないかと思う。

　土居健郎（1992）は，共感という言葉を「気持ちを汲む」「察する」と訳したが，まさに気持ちを汲む，察するということが，支持の基本である。ただ，このような支持は，精神科治療に不可欠なものであり，空気のように治療の中に

浸透している臨床的配慮なのである。

　だから，体系的な精神療法であれば，「精神分析療法を行う」「認知行動療法を行う」というように表現することはできるが，「支持的精神療法を行う」という表現はなじまない。支持とは，さまざまな体系的な精神療法や精神科治療を生かす基盤と考えるのがよいと思う。

Ⅳ　支持的精神療法の内包するもの

　支持にはさまざまな形がある。思いつくものを記してみよう。

　①「自然なこころの動き」としての支持
　　医師・治療者以前に一人の人間である。困っている人に対する，人としての自然なこころの動きが，支持の基盤である。
　②「包帯」や「添え木」としての支持
　　その人の悩みや苦しみを，言葉や態度や雰囲気で和らげようとする。
　③見守るという形での支持
　　人は，見守っていてくれる人がいる，という感覚に支えられることが少なくない。
　④元気づけ（指示，指導，助言など，井村恒郎）としての支持
　　指示は支持となることがある。
　⑤現実的な支持（日常生活への助言，環境調整など）
　　日常生活が少しでも，ゆとりや楽しみのあるものになるように助言する。
　⑥精神療法に共通する基盤としての支持
　　出会いの瞬間から別れまで，治療に通底するものとして支持的精神療法はある。
　⑦過去や未来からの支持
　　過去の思い出，そして将来の夢や希望が人を支える。
　⑧一生懸命に生きている人からの支持
　　困難な状況にもかかわらず，絶望せずに，希望をもって生きようとしている人を見ることによって支えられる。

⑨同じ悩みや苦しみをもつ仲間からの支持

　自分と同じ悩みや苦しみをもつ人に出会い，一人ではないことに気づき支えられる。

⑩居場所という形での支持

　そこに行けば，なじんだ誰かがいるという，安全で安心な居場所は，その人を支えるものとして大切である。

V　支持的精神療法の実際
——身体治療の小切開や外傷処置のイメージ

　小切開や外傷処置は，①切開→②排膿→③消毒→④薬を塗る→⑤包帯というように進んでいく。小切開や外傷処置を続ける中で，生体のもつ自然治癒力が働き治癒することが多いし，時には，出血の少ない大切開が可能になる場合もある。

　精神科の診療も，基本は一般科での小切開や外傷処置と同じである。少し説明してみよう。

①切開：前回から今回までの「変わったこと」を尋ねる。発達障害圏の人の中には，「変わったこと」という言葉が具体的に何を指すのかわからず，戸惑うこともあるので，その際は，日常生活を具体的に尋ねるなどに変更する。「変わったことがない」と返事する人には，「変わったことがないことは，よいことですね」などと筆者は話す。

②排膿：困ったことや変わったことを，具体的に聞く。変わったことが大きな出来事か小さな出来事か，それを本人がどのように感じているのかなどを聞く。小さな出来事を大きく感じていることもあるし，大きな出来事を小さく感じていることもある。

③消毒：「○○で困ったのですね」など話されたことを受けとめる。話したことが受けとめられることによって，困ったことや変わったことを対象化してとらえることができる。

④薬を塗る：「大変だったですね」などと労う。「よく頑張ったね」などと

第6章　支持的精神療法を学ぶ　151

感心する（ほめる）。労う，感心するは，人に応じて，さりげない方がよいこともあるし，やや大げさなくらいの方がよいこともある。

⑤包帯：助言をする。曖昧さや抽象的な表現が苦手な人には，具体的な助言をすることもある。ただ，いずれにしても，「私は，○○と思います」というような，こういう考え方もあるという提案であり，押しつけがましくならないことが大切である。

特に，診察の終わり際は大切である。診察室での会話は少し傷口を開くようなものである。傷口が開いたままで診察室を出ることにならないように，挨拶やちょっとした声かけが大切となる。筆者は「寒いから風邪ひかないようにね」などと身体を気遣う言葉で見送ることが多い。高齢者には「温かくして過ごしてくださいね」などである。身体への気遣いで，その人の人生の困難への気遣いを伝えたい。さりげなく気遣う，労う，ということの繰り返しが大切となる。

Ⅵ　生活の苦労話を聞き支持する

1．症例（1）　50代後半の女性

もともと真面目，内向的，几帳面な性格で，20歳過ぎより，2，3カ月の抑うつ状態を何度か繰り返していたという。30代後半の初診時，表情も雰囲気も抑うつ的ではあり，精神運動抑制も強く，家事がほとんどできない状態であった。うつ病と診断し，抗うつ薬の服用を勧めたが，服薬への不安と抵抗が強く，少量しか処方できなかった。抑うつ症状のために話せないというよりは，内面に触れてほしくないという雰囲気が感じられた。初診時の抑うつ状態の誘因は，子どもの小学校のPTAの役員になったということであったが，何が負担であったのかは話されなかった。

患者の話すことを聞くことのみにとどめ，「とても苦しいと思うけど，大丈夫ですかね」と繰り返し伝えた。薬も変更や増薬を拒み，薬の効果を説明したが受け入れず，結局は患者の意向を尊重し少量処方を続けた。1年あまりで抑うつ状態はかなり改善し，少し笑顔が見られるほどになったが，患者は「変わ

らない。しんどい」と話し続けた。夫に対してもきつい口調であった。その後も何度か抑うつ状態に陥ったが，いずれも口にするのは息子のことであった。高校生の息子が同級生の中にうまく入れず公園にいたこと，息子の大学受験の心配，息子の就職の心配，そして息子の結婚の心配と，息子に関することで抑うつ状態が悪化することを繰り返した。自分自身の話をほとんどしなかったが，短いながら，息子の成長を心配していることや母親の介護で負担がかかることなどが話され，それを聞き，筆者なりに助言を行った。そして「大変だけど，大丈夫？　無理をしないようにね」ということを繰り返した。しだいに，重い抑うつ状態はなくなり，「よくはないですけど，まずまずです」という状態が続くようになった。少量の薬は，本人の希望でさらに減量した。しだいに明るい話も増え，犬の散歩に毎日 30 分から 1 時間行くこと，そのときが楽しいし，「犬は可愛い」と話すようにもなった。気がついたら 20 年近くが経ち，女性は孫（息子夫婦の子ども）の世話をしている。頑なで拒否的な姿勢もいつの間にか和らぎ，口数は少ないものの，悩みごとや困りごとを話して帰っている。

2．症例（2）　40 代後半の女性

　女性は 20 年程前に受診した。当初は，不安，動悸，めまい，振戦などの不安症状が出現し，そのため外出できなくなった。不安に加えて抑うつ症状，過食や嘔吐，リストカットなども出現し，仕事も続けられなくなった。当初の抑うつ症状は自殺念慮を伴う重症のものであったが，やがて数カ月から半年の単位で軽快と増悪を繰り返すようになった。女性は単身で二人の子どもを育てていたが，抑うつ状態のときは，寝込んでしまい家事・育児がまったくできず，母親の助けを得て何とか毎日を過ごしていた。ある頃より，診察で，子どもの問題や心配の話題が増えていった。「子どもがメールで嫌がらせをされている」「子どもが私の真似をして手首を切ったりした」「子どもが専門学校に進学する」など，子どもの小学校，中学校，高等学校での人間関係の問題などの相談を折々に受け，筆者なりに現実的な助言を行った。診察での話題が，子育てや子どもの問題の相談となったことが，女性の親としての自覚を強めたようであった。徐々に抑うつ症状の訴えは減り改善していった。そして，二人の子どもは学校を卒業し，社会人になり，やがて家庭をもつに至った。

3．人生の一山一山を越えていく

　薬物療法をきちんと行えたわけでもなく，何か深い話を交わすことができたわけではないが，女性たちは時折，数カ月単位の抑うつ状態を繰り返すものの，それは一回一回少しずつ軽くなり，穏やかで平和な毎日を過ごすようになっていった。

　二人とも，家の出来事，特に子どもの出来事や問題が契機となって，不安抑うつが悪化することが多く，また，診察でも，その時々の子どもの問題を話すことが多かった。支持という面で言えば，精神症状のしんどさに対する支持から，現実の子どもの問題に悩み苦しむ親に対する支持へと，そのポイントが移っていった。親としての対応をともに考え，そのしんどさ大変さを労い，支えていったのである。「大変ですね。大丈夫？」「しんどいから，無理をしないようにね」と繰り返しているうちに，二人はそれぞれの人生の問題・課題を一山一山乗り越えていき，やがて子どもは就職し，家庭をもつに至った。二人は「自分なりに頑張った。何とかやった」という達成感を感じているようでもあった。人生の問題や課題に直面する患者に伴走しながら，その時点その時点で支え，その人なりに人生を送っていくのを支える，これが支持的精神療法の原点ではないかと思う。一時点を支える支持でなく，「大きな人生の流れ」を視野に入れた支持が求められているのではないかと思う。

　症例1の女性には，途中で「私はとても頑固ですが，先生はもっと頑固ですね」とほめられたのかどうかわからない言葉をもらった。うつ病だけでなく，双極性障害も，粘っているとしだいに穏やかになるように，筆者は感じている。

　支持には，そのときのつらさやしんどさを支持するという応急手当的な側面だけでなく，前述したような，人生が悪い方向に向かっているのか，よい方向に向かっているのかということを読み，「大きな人生の流れ」を支えていくというような長期的な側面もある。特に，慢性の抑うつ状態のときには，経済的にも人間関係的にも，人生が悪い方向に向かいやすく，それを回避するような支援が求められる。そのためには，その人の自己評価の低下や自信の喪失を防ぎ，諦めや絶望に至らないように，苦しい中で何とかしようともがいている，その人の苦労を労い支持する必要がある。症例1，症例2は，その時その時の

抑うつ状態を支えながら，長期的に少しずつ慢性抑うつ状態を抜けていったものと考えられる。

4．「生活の希望をもち得ること」

支持はそれだけで効果を発揮するのではない。支持に助けられながら，人生の問題や課題を乗り越えた例，しんどい時期を耐えるように過ごしているうちに環境が好転し軽快した例など，抑うつなどの精神症状が改善してくるときは，支持をしているうちに，患者本人や環境の変化が出現するなどの，よい変化が現れていることが多い。「苦しい症状を消すために，治療を求める気もちはあっても，仮に症状が消えて健康な状態に戻ったとしてもその後の生活にさまざまな困難があって，その困難を解決する見とおしのつかない場合がある。生活の経済的基礎を築く見込みのないときに，最初に必要なことは，心理療法ではない」と井村恒郎（1952）が60余年前に喝破しているように，「生活の希望をもち得ること」と支持は対になって，初めて効を奏する。中井（2007）が「希望を処方する」と述べたように，支持の一つのポイントは，その時その時でいかに現実的で具体的な希望を見出すか，ということになるのではないかと思う。

Ⅶ　一緒に困る，一緒に悩む

1．症例（3）　30代後半の男性

男性は，サービス業に長く勤務しており，ここ数年は単身赴任をしていた。2年程前より目が見えなくなり，レジで誤って数字を打ち込んだりなどのミスが起こり，眼科受診した。詳しく調べたが異常なく，紹介受診となった。早朝から出勤し，深夜に帰宅するという毎日で，その間にレジ担当が数回まわってくる。家に帰ったらしんどくて，食事をしたらすぐに眠るという毎日。妻子のいる家には，経済的，体力的な問題でなかなか帰れない状態であった。

男性との会話の一部を紹介してみたい。

筆者：あまりにも忙しくて疲れが溜まると，身体のリズムが崩れるという不調にな

第6章　支持的精神療法を学ぶ　155

ることもあります。時に，目が見えにくくなるということもあります。お話をうか
がっていると，大変忙しい毎日。仕事と生活を緩める方法はないのでしょうかね？

男性：正社員は私を含めて数人で，残りはバイトの人。人数が少ないので難しい。

筆者：思い切って転勤の希望を出して，他店に異動するのはどうですか？

男性：異動するときは，役職が一つ上がるというシステムなんです。そうしたら，
責任が増え部下の世話などで大変になる。とてもできそうにないですね。

筆者：休日に（妻子のいる）家に帰ったら，少し気持ちが休まるかも？

男性：休日は身体がしんどくてぐったりして，ほとんど寝ている……。

筆者：何か気分転換になることはないですかね？

男性：昔は，音楽や映画などを楽しんでいたときもあったが，今はそんな時間があ
りません。

筆者：少し美味しいものでも食べに行くとか。

男性：カップラーメンを買って，食べています。一人だと，外で食事をしても……。
（その後も，筆者なりにいろいろと提案したが，どのような提案にも否定的な答
えが返ってきた）

筆者：うーん，申し訳ない。少しでも生活に余裕ができるようにと，何か助言がで
きたらと思ったけど，いい考えが思いつきませんね……。でも，話をうかがって
いると，職場ではたくさんの人の中にいるけれど，忙しくて意外と人と話す機会
がなかったように思いました。それもしんどかったかも……。

男性：（はっとして）そう言えば3年間，誰とも話したことがありませんでした。そ
れがよくなかったかも……。でも今日，本当に，久しぶりに話をしました。

筆者：定期的に話に来られますか？

男性：忙しくて無理です。でも，話したくなったらまた来ます。

男性はそう言ったが，年に1，2回やってきて話して帰る。

2．困った状況を共有する

この男性は，とても忙しく働いており，その疲労によって心身の不調が出現
しても不思議ではない状態であった。しかも仕事を減らすのがとても困難な状
況にあった。だが男性を苦しめていたのはそれだけではない。早朝から深夜ま

でたくさんの人の中で仕事をし，仕事に必要な会話はしていたが，それ以外の会話はほとんどしたことがなかった。男性は人と心を通い合わせるという意味では，人とつながれず孤独だったのではないか。おそらく，長い間，そもそも人とつながるという体験が乏しいまま，生きてきたのではないか。人の中にいて人とつながれず孤独でいた。それが男性の苦しみではないかと考えた。

相手のしんどさを想像しながら，一緒に困る，一緒に悩む。それが，その人の「人と話す，つながる」という体験を育むのに，いくらか役立つのではないだろうか。これも支持の一つの形ではないかと思う。

Ⅷ 指示が支持となる

1．症例（4） 20代の女性

大学を卒業し就職したときは，体重は50kg台後半であった。翌年，性的ハラスメントを受け，その後，ほとんど食事ができなくなり，水分摂取も少なくなった。そのため数カ月後には体重が40kgにまで減っていた。その頃に追突事故にあい仕事を休み，その後から，朝昼を食べず，夜に過食嘔吐するようになった。同時期に，近親者ががんで亡くなった。翌々年の受診時には，体重は30kg台に減少していた。

女性は，「何が何だかわからない。何でこんなに食べて吐いているんだろう。普通の食事ができない。ずっと家に引きこもっている。これ以上，職場や親に迷惑をかけたくない。友達とも遊べなくなって。唯一の癒しだったペットが最近死んで，こころが壊れてしまったよう。休みがちなので，親は仕事をやめるように言うが，でも，やめたら他の人に迷惑をかける」などと話した。「ほっとする時間はないですか」と尋ねると，「友達の写真や家族の写真を見ているとき」と答え，彼との付き合いも，「楽しいですね。安心します。初めての彼。時々会う」と話し，人への信頼が保たれていることに安心した。

勤務の多忙さ，性的ハラスメント，交通事故，近親者の死，と負荷となる出来事が続いており，特に，この数カ月は性的ハラスメントを繰り返し想起し，その際に湧き起こる怒りや不安や恐怖を，過食・嘔吐でまぎらわせているように感じられた。しかし，引きこもった生活が，症状の持続や増悪を促している

第6章 支持的精神療法を学ぶ 157

ように感じ，また友達や家族の写真を見るということの中に女性の願いのようなものがあると感じ，改めて生活を立て直すことが必要ではないかと考えた。

そこで，筆者は以下のような提案をした。

①「過食・嘔吐は，今はこのままで。ただし，体重はこれ以上減らないように気をつけて」

過食・嘔吐は女性なりの不安などへの対処行動になっているので，過食・嘔吐を治療目標としても，すぐには達成できないと考えた。できないことを提案すると，ますます不安や自責を強めてしまうだけになってしまう。

②「友達と連絡をとって，友達と遊ぼう」

女性は友達を誘うと一緒に食事をしなければならなくなると心配したが，食べなくてもいいから会ってみようと提案した。女性の対人関係を取り戻し，世界を広げることが何よりも大切と考えたからである。それに，楽しいことが増えなければ元気にならない。

③「仕事は負担になるけれど，やりがいもあるので，やめずに続けよう」

仕事をやめると自責がつのる（こころの支えを奪わない）。それだけでなく，空いた時間が増えると過食・嘔吐が強まると考え，それを防ぐ意味でも仕事を続けることは大切と考えた。

2回目の受診で，女性は「2，3回，友達に会った。皆，どうしてたのと心配してくれた。大学の先生にも会った。すごく楽しかった。先生と一緒にご飯を食べられた」などと話し，初診時と一転し，表情明るく生き生きしていた。そこで，3回目を予約しておくけど，「元気だったら，電話だけで来なくていいよ」と伝えた。その後，数回，電話連絡があったが，過食・嘔吐も落ち着き，元気に過ごしているということであった。

2．安全で安心，楽しみのある生活を指示する

性的ハラスメントや交通事故のトラウマ反応として，不安・恐怖・抑うつ，加えて摂食障害などを認めた。精神症状のため興味・関心や生活空間が狭くなり，それとともに楽しみや喜びやゆとりが減る，という悪循環に陥っていた。それだけでなく，被害者なのに罪悪感を感じていた。トラウマに対して求められているのは，安全で安心，楽しみのある生活を送ることではないかと筆者は

158　第三夜　精神療法を学ぶ

思う。そのためには，狭くなった生活範囲を広げる，対人関係を増やす，興味や関心を広げていくための，現実的で具体的な指示を行った。女性には，その指示を実行する力があると感じたからである。指示は，しばしばその人を支える支持となる。

IX　必要最小限の支持

支持してもらった，助けてもらったという感覚が強く残ることは，自尊感情を損なうことがあり，好ましいものではない。特に，助けすぎることは，自分の力で乗り越えたという実感を損なうことがあり，注意が必要である。できる限り患者が自分自身の力で乗り越えたという実感の残る治療を心がけることが大切となる。それが，将来，何か困難なことに直面したとき，自分の力で解決しようとする力となる。また，何か困ったことがあっても，「何とかなる」といくらか楽観的に考えられる契機にもなる。支持は大切なものであるが，必要最小限の支持というものを心がける必要がある。

1．症例（5）　姉と妹と母親
1）姉の経過と受診
中1のときに，仲のよいグループにいて，他の子をいじめたりしていた。中2のときには，逆に，弁当箱に残飯を入れられる，教科書を捨てられるなどと，いじめられるようになり，イライラ感，全身倦怠感が出現し，精神科クリニックに通院したことがあるという。そのため11月には，別の中学校に転校したが，中3の5月より，再びイライラ感，全身倦怠感，嘔気，下痢，不眠などが増悪し，朝起きられず，学校を休みがちとなった。土日は，友人の家に泊まりに行き，徹夜で遊ぶ。友人たちは，酒を飲みタバコを吸っているが，本人は飲んでいないという。放課後に学校に行き，公園やコンビニなどで，夜9時くらいまで友人と遊ぶ。夜中の1時頃に，電話で呼び出されたりする。そのような変化に心配した母親に連れられての受診であった。

診察で，「あなたみたいに若くても，ストレスが多いと，身体が不調になることがあるけど，何か思い当たることはないかな？」と尋ねると，「ピアノの

第6章　支持的精神療法を学ぶ　159

コンクールがもうじき。タバコを周りの人が吸っている。前は自分も吸っていたが飽きてやめた。周りの人はお酒も飲んでいる。でも私には酒は合わなかった」と答えた。「自分はどのように生きていったらいいのか？　どうしたらいいのかと悩んでいるんだね」と話すと，「うん」と答え，「しんどいと思うけど大丈夫？」と尋ねると，はっきり「はい」と答えた。そこで「病院に続けて来る必要はないけど，本当に困ったなと思ったら，もう一度，来てくれますか？」と話し，それに対してもはっきり「はい」と答えたのであった。

　同級生の間でのいじめやいじめられという友人関係の問題も認められたが，軽い逸脱行動の背景には，親の期待に応えて「真面目に頑張らなければならない」という気持ちと，親に反発する気持ちとの間での揺れ動きが感じられた。しかし，声，表情，雰囲気にエネルギーが感じられ，高校進学の目処も立っており，現在の状態を自分の力で乗り越えられるのではないかと考えた。医療機関への継続通院は，自身を病気ととらえるようになるというマイナスも多いと考え，「困ったときの受診」にとどめたのであった。

　２）妹の経過と受診（２年後）

　２年後に２歳下の妹が受診してきた。妹の経過をまとめると次のようなものである。

　中２の秋より，腹痛が出現し，小児科で精査したが，特に問題はなかった。中３の11月頃より，腹痛が激しくなり，学校に行けなくなった。何とか高校受験し，姉と同じ私立高校に合格したが，腹痛が長引き，卒業前，母親に連れられて受診となった。姉は２年前に当科受診後，ピタリと落ち着いたと親は言う。

　筆者は姉のときと同様に，「あなたみたいに若くても，ストレスが多いと，身体が不調になることがあるけど，何か思い当たることはないかな？」と尋ねると，「中２のときは，言葉でいじめられていた。中３のときは，物を隠したりしていじめられていた」などと話していたが，途中から「一人で話したい」と言い，母親の退席を求めた。そして次のように述べたのであった。

　「原因は母親です。いつも口うるさく言う。『ああしろ，こうしろ』と，うるさく言ってくる。それがいや。姉も同じだった。母親に反発していた。でも，姉は高校になって，もう母親に言ってもダメだと言い，反発するのをやめた。

160　第三夜　精神療法を学ぶ

そして『私（姉）は，大学に進学をして家を出る』と，私に言うようになった。だから，姉は今，一生懸命に勉強をしている」と話したのであった。姉は「合法的家出」を決意し，妹も苦しみながら，母親からの自立の道を模索しているように思った。

そこで姉と同様に「しんどいと思うけど大丈夫？」と尋ねると，はっきりと「はい」と答え，「病院に続けて来る必要はないけど，本当に困ったなと思ったら，もう一度，来てくれますか？」と言うと，やはりはっきりと「はい」と答えたのであった。親には，「本当に危ないと思うことは止めてあげてください。それ以外は，あまりヤイヤイ言わないで」と，２年前の姉のときと同様の助言をした。

3）母親の受診

3回目に母親が単独で受診してきた。妹の母親への反発が一層強くなったという。それだけでなく，母親を求めるところもあり，母親としてどう対応したものか，と悩むという。妹が何を悩んでいるのか，教えてほしいということであった。

妹との話は秘密であると断った上で，「本人（妹）なりに悩んでいるのだと思います。できることはしてあげて。いけないことは禁止する。今は，粘る時期ですね」と助言した。「親というのは，本当に，難しいですね……」と母親は帰っていった。

2．必要最小限の支持を心がける

姉も妹も，中学校の同時期に，身体症状（姉・妹）や非行（姉）を呈した。その背景には，母親に反発し，母親から自立しようともがいている姿が見えた。しかし，二人には親と戦い，自立していく力があるように感じたので，必要最小限の支持，すなわち「どうにもならないと思ったときには，必ず相談に来る」約束を交わすことにとどめたのであった。

姉は自立を果たしつつあるし，妹ももがきながら自立しつつある。

母親は姉妹に期待をかけ，いくらか支配的であった。それが，中学時代を苦しいものにしたかもしれない。だが，親にそれほど，問題があるとも考えなかった。期待と過干渉はあったかもしれないが，だからといって親に問題があ

第6章　支持的精神療法を学ぶ　161

るとは思わない。もしそうだとしたら，ほとんどの親が悪い親になってしまう。筆者には，姉も妹も母親も，誰も悪いとか問題があるとは思えなかった。思春期に子どもは親に反発し自立しようとするし，親はそれを受けとめなければならない。姉妹と母親には，そのような思春期を乗り越えていく力があると感じた。そして，それを支える気持ちをこめて，「どうにもならないと思ったときには，必ず相談に来る」約束を交わしたのであった。

「本当に困ったら，必ず相談に来てね」と言うと，きちんと頷き，1回だけで終了する子どもは少なくない。「何かあったら，相談に行こうと思いながら，何とか頑張れました」という手紙をもらったこともある。その手紙の主は，最後まで再受診はしなかった。「できるだけ，自分で頑張る。どうしても，無理だと思ったら相談に行ける」という人と場があるという感覚が大切なのではないか。精神科医療は，できるだけ，少ない関わり，必要最小限の支持を心がけたいと，筆者は考えている。

X　治療者の支持と，患者にとっての支持

1．症例（6）　60代の男性

うつ病で入院治療を受けていた男性は，当初は，暗く沈み込んだ表情であったが，しだいに明るくなり，時に笑顔も出てくるようになった。それに気づいた若い主治医が，「○○さん，とても元気そうになられましたね」と話すと，男性が「私は全然よくなっとらん。先生に私のしんどさはわからん」と言って，口を閉ざしてしまった。若い主治医に「どうしたらよいのでしょうか？」と尋ねられた。主治医は男性に元気そうと伝えると喜んでくれると思ったが，男性が不機嫌になって口を閉ざしてしまったので，困ってしまったのである。

「元気そうですね」という言葉は，「自分ではよいのか悪いのかわからない，人から見たらどう見えるのだろうか？」と思っている人には，「元気になっている」と気づくきっかけを与える言葉となる。しかし，「入院したのになかなかよくならなくて苦しい。本当によくなるのかな？　しんどいなー」と感じている人に，「元気そうですね」と言うと，「この人は私のしんどい気持ちがわからない」と感じてしまう。

このように患者の気持ちを治療スタッフが的確に把握できず，気持ちのすれ違いが起こることは決して稀ではない。支持は，患者の気持ちをできるだけ的確にとらえることから始まるものだが，それは決して容易なものではない。

　特にうつ病の患者は，自分への評価が厳しい人が多いので，少しよくなったくらいでは，「よくなった」とは感じないことが多い。ほとんどよくなったとき，初めて「少しよくなりました」と話す，という主観的苦痛と客観的苦痛の間にギャップが生じやすい（中井）。若い主治医には，「お見舞いに来られた人たちが，元気そうになったと言われるかもしれないけれど，本当はまだまだ苦しい『どん底』ですね」と話してみるように助言した。すると男性は，「そうです。本当にとても苦しいんです。まだ全然よくなっていないのです」と，初めて頷いたのであった。

　筆者は，改めて主治医に，これからもっと，男性は明るく元気そうになっていくと思うけど，決してよくなったとは言わず，「まだまだ，どん底ですね」と粘り強く繰り返すように，助言した。そして，男性は「どん底です」と言いながら回復し，社会復帰していったのである。

　後日，若い主治医に「実は僕がきみくらいの年齢のときに，外来診察で，それまで不安定だった思春期の子どもが明るい表情でやってきたので，思わず『元気そうになったね』と言ったんだ。するとその瞬間に表情が暗くなり，そのまま診察室を飛び出して，エレベーターで屋上に上がり，フェンスを乗り越えようとしたことがあって，『元気そう』という言葉は本当に難しいと思ったんだ」と話した。若い主治医をサポートしたい，そんな気持ちから話したのであった。付言ながら，先輩医師の失敗話は，とても大切だと思う。

2．どう感じとられているかと考える
　ここで大切なのは，主治医の考える支持と，患者の感じとる支持は，しばしば異なるということである。治療者は支持しているつもりでも，患者は支持されたと感じていないことは少なくない。また，人によって同じ言葉が，支持になることもあれば，その逆になることもある。支持とは，自分の考える支持が，目の前の患者にはどう感じとられるかと，いつも考えることである。そう考えると，支持とは「大変ですね」「苦労されましたね」という，決まった言葉

を言うというような単純なものではなく，その時その時で支持と体験される言葉を選びとるというものであり，時間をかけて身につけていかなければならない技術なのだと思う。

XI 「わからない」から出発する

1．症例（7） 50代の男性
　男性は病気ではないと思っていたが，心配した家族に連れられて受診した。若い主治医は男性の気持ちに理解を示そうと，「これは，うつ病というものです。とてもつらいでしょう。そのつらさは，僕にもわかりますよ。僕も時に，ウツっぽくなることがありますから」と話した。すると男性は，「先生には私の気持ちはわからん」と言って，口を閉ざしてしまった。そのときも「どうしたらよかっただろうか？」と若い主治医に尋ねられた。
　うつ病をはじめとして，多くの悩み苦しみは，誰かにわかってほしいとは思っているのだけれど，同時に「これだけ長い間，悩んできたものが，そんなに簡単に他人にわかるはずがない」と思っていることが多い（中井，2007）。だから，「あなたの気持ちがよくわかる」と言われても，「そんなに簡単に，わかるはずはない」と感じられ，「先生には私の気持ちはわからん」と口を閉ざしてしまうことになる。
　ではどうしたらよいのだろうか。「あなたの苦しみは私の想像を超えたとてもつらいものだと思う。私が簡単にわかると言えるものではないと思うのですが，……でも，本当にとてもつらいでしょうね」と，自分にはわからないつらさであることを話すように若い主治医には勧めた。すると，初めて男性は，「そうです。どのように言ったらよいのかわからない。誰にもわからない苦しみなのです」と頷いたのである。

2．「簡単にはわからない」が大切になる
　「その気持ちわかりますよ」という言葉で，表情が明るくなる人は少ない。人のこころは簡単にわかるものではない，という謙虚な姿勢で出発し，「こんな感じ？」「こんな気持ち？」などと，少しずつ想像し，確かめていくプロセス

こそが，まさに支持的となることが多い。支持とは，相手の悩みや苦しみを想像することから始まる。治療者が安易にわかった気持ちにならないこと，わからないところから出発することが大切ではないかと思う。

XII　支持的精神療法の注意点

これまでに，支持的精神療法について，症例を挙げながら記してきた。治療者の思う支持と，患者の体験する支持はしばしば異なっているし，ある患者に対して支持的となることが，他の患者には支持的とならないこともある。

前述したが，その人が支持をどのように受け取るか，いつも考える必要がある。「大変ですね」という労いの言葉ひとつでも，自分のしんどさをわかってもらえたと感じる人もいるし，そんなに簡単にわかるものかと感じる人もいるし，そんな言葉をかけられるような弱い人間ではないと反発する人もいる。支持が依存したい気持ちを引き出してしまったり，不安定にさせてしまう場合もある。

同様に，同じ言葉でもどのように発するかを考える必要がある。「大変ですね」と感情を込めて話した方がいい人もいれば，さらっと話した方がいい人もいるし，「大変ですね…，なんて簡単に言えないけど，本当に大変ですね」などと言うことがよい場合もある。助けられるのが苦手な人には，さりげない支持が望ましい。

支持的な言葉や態度に対するその人の反応を見ながら，その人への適切な支持を調節していく必要がある。前述した「大変ですね」という言葉であれば，その言葉への反応を見ながら，次の「大変ですね」はどのようなものがよいかと考え，さらには，どの程度の強さの支持がいま求められているのか，などと考え修正する。言葉が，その人に適切に受けとめられ，気持ちがつながったような感じであれば，その支持はほどよい可能性がある。その人から過剰な反応が返ってくるようであれば，支持が強すぎるのか，相手が強く支持を求めていたのか，など考える。逆に反応が何もないようであれば，「大変ですね」という言葉が曖昧でわかりにくかったり，その人の辞書にはない可能性などを考える。その人にとっての過不足のない支持をいつも探っていく必要がある。

第6章　支持的精神療法を学ぶ　165

XIII　おわりに

　支持的精神療法は，甘い優しい言葉を話す，ある種の気休めであり，患者を子ども扱いするものである，という誤解がある。しかし，少なくとも支持というものは単なる甘さや優しさではない。支持とは，個々の患者が，自分の現実を受けとめ，患者なりに生きていこうとすることを応援するというものである。それは時には，叱る，禁止するというような厳しい態度も含むものなのである。

　その上でのことではあるが，知人・友人・親戚などの地縁血縁による支持が少なくなった現代社会では，かつての地域共同体や会社共同体が淡いものとなり，いったん家族や友人関係が壊れると，容易に孤立し孤独になりやすい。このような社会では，かつてのような治療者の中立性は，孤独を一層深めてしまうことがある。治療者には，客観的な観察をはじめとする冷静さはもちろん必要であるが，患者に少し肩入れし支持するような姿勢が求められる場合が少なくない。個々の患者に応じた支持を提供できるように，支持を磨くことが，治療者に求められているのではないかと思う。

引用文献・参考文献

青木省三（2014）精神科治療の進め方．日本評論社．
青木省三（2017）こころの病を診るということ——私の伝えたい精神科診療の基本．医学書院．
土居健郎（1992）改訂　方法としての面接——臨床家のために．医学書院．
井村恒郎（1952）心理療法．世界社．
神田橋條治（1990）精神療法面接のコツ．岩崎学術出版社．
村上伸治（2017）現場から考える精神療法——うつ，統合失調症，そして発達障害．日本評論社．
村瀬嘉代子（2015）心理療法家の気づきと想像——生活を視野に入れた心理臨床．金剛出版．
中井久夫（2007）こんなとき私はどうしてきたか．医学書院．
成田善弘（2007）新訂増補　精神療法の第一歩．金剛出版．
山上敏子（2007）方法としての行動療法．金剛出版．
山下　格（2010）精神医学ハンドブック　第7版．日本評論社．

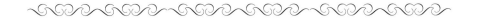

仲間に支えられる

　診療や面接ではどうしたらいいか，と悩み困ることがしばしばある。じっと抱え込んでいるときもあるが，ふとした機会に同僚にもらし，思いがけず長く話し込むようになることもある。これまでの経過，現状，これから，何を心配し不安に感じているかなどを話しているうちに，妙案やよい解決法が出るわけではなくても，話を終えた後に少し気持ちが楽になる。自分の不安や心配や困りごとを，言葉にして話すことで，事態を少し冷静に客観的にとらえられるようになる。それだけでなく，「そりゃあ，難しいところだね。大変だね」などという言葉を聞くと，悩み困るのは自分だけではないと感じられる。さらに，同僚が自分の困ったときに，どう考えてどうしたか，などの話を聞いて，ヒントが見つかることもある。自然発生的な自助グループとでもいうのだろうか。

　実は，治療者はこのちょっとした雑談に支えられているのだと思う。診療をめぐる雑談は意図された講義やカンファレンスではないが，雑談の質が，その集団の提供する治療や支援の質を決めるのではないかとさえ思う。いくらスタッフの人数が多くても，一人ひとりが職場に行って診療だけをして帰るという往復になると，皆がしだいに疲弊していく。雑談，特に診療をめぐる雑談が疲弊を防ぎ，その人なりの診療を続けていくために大切と思う。

　大声で話す攻撃的な患者がいた。怒りにはそれなりの理由はあったが，あるときからその怒りは私に向かい，大声で怒鳴ったり椅子や壁を蹴ったりということさえ，起こるようになった。診察室内で大声を出したり物を壊したりなどのことがあると診療を続けられなくなることを伝え，自制を求めた。ある日の診察を終えて部屋を出ようとすると，部屋の後ろに数名の同僚がいるのに気づいた。「どうしたの？」と尋ねると，「何かあったら，部屋に入って止めようと思って」ということであった。これまでにも，その患者の診察の前後には，数名が待機していたらしい。それを聞いたとき，私はとても嬉しかった。診察室の中は一人だが，後ろには気遣ってくれる仲間がいる。その感覚に支えられた。

　そのときから，どこかの診察室が荒れると，誰かが待機するという文化ができた。幸い診察室の中に入ることはめったになかったが，野球のピッチャーのように，打たれても自分の後ろには護ってくれる仲間がいる感覚である。治療者も，見えない同僚に支えられながら，目の前の一人での仕事をしているのだと思う。

第6章　支持的精神療法を学ぶ　167

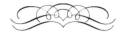

第四夜

精神療法を活かす

—— 一か多か Unity or Diversity ——

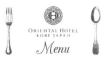

ORIENTAL HOTEL
KOBE JAPAN
Menu

春野菜と貝のサラダ仕立て

サルシッチャと筍のマファルデ

イサキの炭火焼き オレガノ風味のトマトソース

仔牛のカツレツ セルバチコとパルミジャーノとともに

ストロベリータルト ラズベリーバニラソルベ添え

パン

コーヒー または 紅茶

Free Drink

ビール　ノンアルコールビール
赤ワイン　白ワイン　焼酎　日本酒　ウイスキー
カクテル（カシス・カンパリ・ライチ・ウォッカ・ジン）
オレンジジュース　グレープフルーツジュース
マンゴージュース　グァバジュース　ウーロン茶

間奏曲4　Grandfather's Waltz

作曲：Lasse Farnlof/Gene Lees
奏者：Oboe 竹本千彰　Piano 大森一宏

　4曲目の "Grandfather's Waltz" は，懐かしさ，温かさの中に，幻想的な魅力が時折見え隠れする美しいワルツです。ヨーロッパの田舎町，薄明かりが差し込む白くかすんだ部屋で，火の消えた暖炉の前に置かれたロッキングチェアに腰掛け，温かそうなチェックのひざ掛けと読みかけの本を膝に置いたGrandfatherが，時折浮かぶ記憶の断片にふと目を留め愛しんでみたり，そしてまたうたた寝をしたりして過ごす昼下がりの情景が目に浮かびます。演奏されている方は少ないようですが，ビル・エヴァンス（Bill Evans）の素晴らしい演奏が残っています。
　　　　　　　　　　　　　　　　　　　　　　　　　　　　　　　　（竹本）

第7章

認知行動療法を多職種に役立てる
──精神看護領域への適用と有用性──

岡田佳詠

I　認知行動療法を多職種に広げる,とは

　認知行動療法は,患者・クライエントの認知,つまり物事の受けとめ方・考え方と,行動に働きかけ,社会生活上の問題や課題の解決を試みる精神療法である。うつ病をはじめとする精神疾患,がんや生活習慣病などの身体疾患,さらには健康な人々のメンタルヘルスの保持や増進,対象も成人のみならず,子どもから高齢者までと,適用範囲に広がりをみせている。

　それに伴い,医師や公認心理師などの心理職といった限定的な職種ではなく,看護師や作業療法士,精神保健福祉士,薬剤師,教師などの多様な職種が認知行動療法に携わるようになっている。これは多くの人々が認知行動療法の恩恵を受けられるという点で大変有意義で,人々の抱える疾患の回復はもとより,レジリエンスを高め,生活の再建やQOLの向上にも一層貢献しうる。

　筆者は,認知行動療法を多職種に役立てるにあたり,まず多職種に広げることそのものが,「理にかなっている」と考えている。

　一つは,認知行動療法を進める上で土台となる協同関係の構築が,どの職種にも求められる対象との関係性である,という点である。患者・クライエントの悩みや課題を解決方向に導くとき,治療・支援者側が意見を出して,それを患者・クライエント側が受け入れる,というパターナリズム的な構図は,今やどの職域でも通用しなくなっている。患者・クライエントの主体性を尊重し,彼らの意向や価値観を大切にしながら治療やケアを進めることが重視されてい

るのである。しかし，その一方，主体性を尊重するとは，また意向や価値観を大切にするとは，具体的にどうすることなのか，を考えると，なかなか見えてこない，という現状もある。そのとき，認知行動療法での協同的経験主義という考え方，協同関係の構築の具体的な技法の活用ができる。協同関係は，患者・クライエントの悩みや困りごとを傾聴・共感しながら共有し，協同作業を通して解決の糸口を探すプロセスの中で構築される。そこで，治療者あるいは支援者には，彼ら自身で対処する力を身につける，つまり自身の最良の治療者となれるように支える役割がある。このような協同関係の構築は，特定の職種によらず，医療保健福祉，産業，学校などの職域に携わる者なら，誰もが身につけるべき能力や技法ともいえる。このように，認知行動療法を多職種に広げることは，各職種の現場での対象との関係構築上のニーズに応えられるという点で，意義が高いと考える。

　もう一つは，認知行動療法の基盤となる認知行動理論と技法が，対象者はもちろんのこと，多職種とも共通理解できる，明解でシンプルなものである点が挙げられる。それぞれの職種には独自の理論と技法があり，それを基盤に対象の理解あるいは査定をし，実践・評価するというプロセスを踏むことが多いと考えられるが，職種独自の理論や技法となると他職種とは共有しにくい，というデメリットもある。その職種の専門性という観点では至極もっともなことであるが，チーム医療の観点からは他職種に理解されにくいため，共通性が高く，どの職種でも用いやすい別の理論や技法が必要になるだろう。その場合，認知行動理論や技法は有用である。また昨今，チーム医療の考え方として，「患者中心」が重視され，それまでの患者不在の，医師をトップとしたヒエラルキーの中での展開は，奨励されなくなっている。その際に，患者やクライエントがまず理解し実施できる，明解かつシンプルな理論や技法という点でも，認知行動理論と技法は貢献できる。今後，国内の医療保健福祉領域では，十分とは言えないマンパワーの中でますます効率性が求められ，施設内から地域への早期移行が推進されると予測される。その中で，対象を中心とした多職種チームでのアプローチが，なお一層求められ，そこで共有できる理論や技法として認知行動理論と技法を位置づけることは，十分可能と考える。この観点からも，認知行動療法を多職種に広げる意義は高いのである。

II 認知行動療法を精神看護領域に広げ，そして役立てる

1．認知行動療法を精神看護領域に広げる意義

　筆者の専門は看護学，なかでも精神看護領域である。ここでは，精神看護領域に認知行動療法を広げる意義について，精神看護を取り巻く現状をふまえて述べたい。

　2014（平成26）年患者調査で，精神障害者が約392万人と増加するなか，入院患者は約31万人と漸減傾向に，外来患者は約360万人と増加傾向にあり，ケアのニーズは着実に地域に広がっている。しかし，いまだ精神看護は精神科病院等の施設内ケアを中心に展開されており，外来や訪問，デイケア等の地域ケアは十分とは言えない。施設内のケアも，長期入院患者の地域移行を進め地域で定着させるよう，また急性期患者を早期退院させるように精励されてはいるが，効果的な理論とそれに基づく技法は発展段階にある。精神看護領域の対象も，うつ病や双極性障害などの気分障害，不安障害，認知症患者が増加し，うつ病に不安障害やパーソナリティ障害を併存した複雑なケース，再発を繰り返し，治療抵抗性を示す難治性のケースの増加など，多様化・複雑化がみられ，さらにメンタルヘルスの保持と精神疾患の発症予防の観点から，健康な人へと拡大している。このように精神看護には時代の流れとともに新たな課題が生じており，それらの一対策として，認知行動理論と技法の適用が役立つと考える。

　認知行動理論と技法を精神看護に適用する意義の一つは，精神科病院などの施設内の急性期患者や長期入院患者などに対して効果的なケアを行えることにある。これまでにうつ病等の気分障害や統合失調症など，おおよその精神疾患に対する効果が欧米を中心に検証され，看護師による介入効果の検証もされていることから，看護師が目の前の患者の状況に合わせて適用することは十分可能である。しかし，国内での効果研究はまだ十分とは言えず，看護師への認知行動療法の教育研修やスーパービジョンも発展途上にあるため，今後これらを充実させる必要がある。

　また地域ケアに認知行動理論と技法を適用するという点にも意義がある。地

域ケアは，施設中心のケアを実施してきた背景から，外来や訪問，デイケア等での看護師の配置そのものが十分になく，同時に，寄って立つ理論やケアの技法も発展段階にある。施設内のケアと異なり，対象との関わりが限定的で短時間となり，デイケアなどでは個人だけでなく集団の中でケアを展開する場合も多い。このような限定的で短時間という設定の中でどう介入するかは，認知行動療法の構造化の技法の活用が可能で，現在，特に訪問看護の場面で注目されている。集団への介入も，認知行動療法を集団で行う場合の技法が活用できる。

　最後に，健康な人のメンタルヘルスの保持や精神疾患の一次予防という観点で認知行動理論と技法を活用することにも意義がある。保健師が地域住民や企業の社員に対して，また学校の養護教諭が子どもたちや教員に対して，認知行動理論と技法を用いてメンタルヘルス教育をすることが可能である。

2．認知行動療法を精神看護に広げ役立てる前提の協同関係の重要性

　認知行動療法を精神看護に広げ，役立てるためには，その前提に，認知行動療法を進める基盤となる対象との協同関係の構築が，やはり不可欠であると筆者は考える。特に，こころの病を抱える人の場合は重要性が高い。それは，こころの病を抱える人の症状が他者に了解されにくく，自身も病識をもちにくいといった疾患の特異性があること，加えて差別や偏見にさらされ，人権を奪われる状況に置かれやすいからである。そのため，治療やケアの前提となる，こころの病を抱える人と看護師や医師などの医療者との信頼関係の構築そのものが，脅かされやすい。それは当然，治療やケアに影響する。そこで，こころの病を抱える人との信頼関係を築き，治療やケアの効果を高めるには，認知行動療法の基盤となる協同的経験主義という考え方や協同関係を構築する技法を取り入れることが有用と考える。こころの病を抱える人と同じ土俵に立ち，彼らの困りごとを共有し，どうしたらよいかを一緒に考え，解決の糸口を探していくプロセスは，彼らを孤独感から解放し，安全性を保障し安心感を与え，自主性を育み，自己コントロール感や問題解決能力を養うことにつながるのである。まさに，認知行動理論と技法を精神看護に取り入れ役立てる上での前提は，この協同関係を構築し，こころ病む人のこのような力を養うことにあると考える。

174　第四夜　精神療法を活かす

しかし，こころの病を抱える人と協同関係を構築することが，これまでの医療保健福祉の歴史的背景を振り返ると，いかに難しかったかを突き付けられる。国内の，特に，現在の長期入院状態に置かれた彼らを目の当たりにすると，今なおその影響の大きさに圧倒される。1900（明治33）年に施行された精神病者監護法で合法化された私宅監置は，それ以降，1950（昭和25）年公布の精神衛生法まで存続し，その後こころの病を抱える人は病院という閉鎖的環境の中で，長期間収容されることになった（藤野，2005）。1984（昭和59）年に患者が職員の暴力で死亡するという宇都宮病院事件が発生し，国際的な批判も浴びたことから，1987（昭和62）年，患者の人権尊重を盛り込んだ精神保健法が公布され，1995（平成7）年には，福祉が盛り込まれ精神保健福祉法に改正された。しかし患者を病院内で治療するという意識は根強く，その後も長期入院を余儀なくされ，かつ高齢化も進んだ。2004（平成16）年に「入院医療から地域生活中心へ」という基本的考え方を掲げた「精神保健医療福祉改革ビジョン」が出されたが，受け入れ条件が整えば退院可能な約7万人の解消については今なお課題が残る（藤野，2005）。このような歴史的背景の中で多くのこころ病む人が自主性や自律性を奪われ，人権を脅かされ，社会から隔絶されてきたことを考えると，彼らと医療者との協同関係の構築は，これまでの医療者が上で彼らが下，という関係性とは一線を画す。人として平等でともに歩む同士のような位置づけなのである。それは，こころ病む人が主体性を発揮し，自律性を高め，病と向き合い，うまく付き合っていくための力を養うことを可能にするだろう。また，この協同的経験主義という考え方，そして協同関係の構築を精神看護の中で根づかせることそのものが，精神看護の基盤になると考える。

それでは，実際に看護師がこころの病を抱える人と協同関係を構築するために，どのような態度やコミュニケーションスキルが必要なのか。

筆者は，図7-1のように看護師に必要な態度やコミュニケーションスキルを体系的にとらえている。まず，最下段の協同関係の構築のベースとなる態度・スキルとして，温かさや共感，受容，誠実さ，信頼感，対象の意思の尊重がある。中段には協同関係の発展に必要な基礎的なコミュニケーションスキルとして，傾聴，開かれたあるいは閉ざされた質問，要約，感情や意味の反映，言い換え，フィードバック，自己開示，共有がある。最下段と中段は，患者と

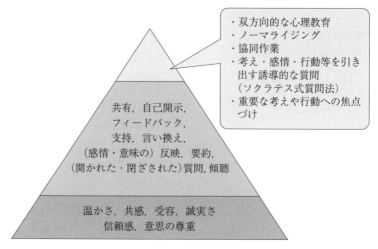

図7-1 協同関係の構築に必要な看護師の態度・コミュニケーションスキル

の信頼関係を形成するために必須の態度・スキルで，これらが基盤にあって初めて，協同関係の構築が可能になると考える。最上段は，認知行動療法で用いられるコミュニケーションスキルで，対象との協同関係を構築，さらに発展させるために必要である。看護師は，中段までの態度やコミュニケーションスキルについて，看護基礎教育や継続教育等で学び，臨床でも活用しているが，最上段については学ぶ機会が少ない。今後，認知行動療法関連の研修受講やトレーニングを積極的に受け，身につけていくことが重要であろう。

3．認知行動理論に基づくアセスメントと看護展開

認知行動療法の基盤となる認知行動理論と技法を精神看護の実践にどう広げ役立てることができるかを具体的に述べていきたい。

まず看護実践とは何か。看護実践とは，対象の情報を包括的に収集し，分析・解釈して統合し（アセスメント），看護上の問題・課題を抽出した後，目標を設定し，実施・評価する，という問題解決技法に基づく一連のプロセスである。この際，何らかの理論あるいは理論的枠組みを用いることが多く，それは対象や場，また看護師の看護観によっても変わってくる。

精神看護では，従来から Peplau（1973）の対人関係論が浸透している。この

理論では，看護は，患者と看護師の治療的な対人的プロセスであり，創造的，建設的，生産的な個人あるいは社会生活を目指す，パーソナリティの前進を助長する教育的手立てであり成熟を促す力，とされている。Peplauは，対人関係論を提唱したSullivan，社会心理学者のFromm，社会文化的要因を重視した新フロイト派の影響を受けると言われている（Tomey & Alligood, 2002）。

また，Travelbeeの人間対人間の看護モデルもよく知られている。Travelbee（1974）は，看護とは対人関係プロセスであり，看護の役割としてこころ病む人が対人関係のプロセスの中で対象の病気や苦難の体験の予防あるいはそれに立ち向かい，病気の体験そのものに意味を見出すこと，としている。Travelbeeは実存分析を創始したFrankl（ナチスドイツの強制収容所での体験をもとにした『夜と霧』の作者で，精神科医）の影響を強く受けている（Travelbee, 1974）。これらの対人関係論は，先に説明した認知行動療法の基盤となる協同的経験主義という考え方と通じるところがあるため，認知行動理論と技法の適用は，精神看護にはなじみやすく，受け入れられやすいと考える。

先述の1．の，認知行動療法を精神看護領域に広げる意義の中で述べたように，精神看護の対象の変化やケアの場の広がりなどから，それらに適用するための理論として，認知行動療法を支える認知行動理論が有用であると筆者は考える。そこで，図7-2のように，認知行動理論に基づく精神看護のプロセスを提示したい。

このプロセスは，アセスメント，つまり認知行動療法で言う「症例の概念化」から，目標設定，計画立案，実施，評価する循環的なもので，すべての局面を対象との協同関係のもとで行うことが重要である。対象の困りごとや問題・課題を話し合って共有し，一緒に目標を設定，計画立案し，実施・評価する。

アセスメントでは，対象の包括的な視点から情報を得るのと同時に，特定の状況，それに対する認知・気分・行動・身体状況の5つの視点から整理する。包括的な視点とは，表7-1のような内容で，生育歴や遺伝負因も含めた家族背景，職歴・学歴，現病歴などの過去から現在に至る経過，現時点での生活状況，対人関係，適応状態や物事への対処法，強み・長所，地域サポート状況，現時点での将来の目標等に関する事柄を含む。図7-3のように，横断的に現

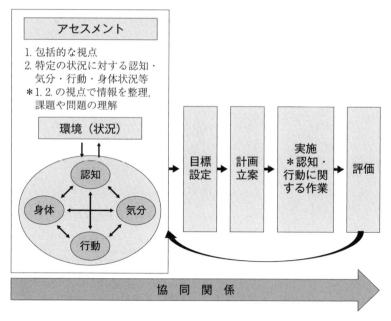

図7-2　認知行動理論に基づく精神看護のプロセス

表7-1　アセスメントに必要な包括的な視点

・年齢：性別：入院形態：診断名 ・生育歴：職歴：学歴 ・家族背景： ・キーパーソン ・経済状況（保険区分）： ・現病歴 　発症から今回の入院まで： 　今回の入院目的： 　入院から現在まで： 　主症状： 　精神症状： 　　意識，知覚，記憶，見当識，知能， 　　認知（思考），気分（感情），意志， 　　欲動，精神運動，自我意識 　身体症状： 　諸検査データ：	現在の治療方針・内容： 診断・治療に関する医師からの説明内容・本人の受けとめ方： ・既往歴：身体合併症： ・生活状況 　セルフケア： 　食：睡眠・休息，清潔，排泄，一日の過ごし方，服薬管理，金銭管理 ・対人関係 ・社会的役割 ・適応状態 ・対処法 ・強み・長所 ・趣味・興味のあること等 ・地域でのサポート状況 ・将来の目標，希望，生きがい

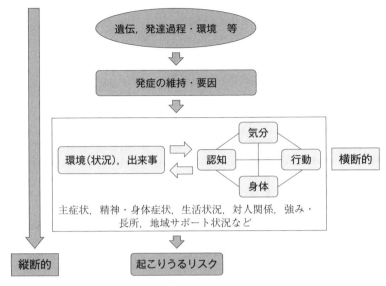

図7-3 縦断的・横断的なアセスメント

在の事柄について情報を共有するだけでなく，生育歴などのこれまでの縦断的な視点からの情報共有も重要である。

特定の状況に対して認知・気分・行動・身体状況の視点から情報を共有する際は，対象から現在の困りごとや課題に関する状況について話を聴きながら，図7-2のアセスメント内の5つの視点の関連図を使って整理する。関連図の作成を別の場面を含めて何枚か行い，認知や行動のパターンや課題を話し合って，目標設定につなげる。

目標設定は，具体的にわかりやすく，測定でき達成可能で，期限を明確にする。長期目標として入院中であれば退院まで，また長期入院している場合は3カ月後くらい，地域生活をしている場合は3カ月後，6カ月後などを目途に，再発予防，生活機能の維持，職場復帰などを目標にするとよい。短期目標はこの2～3週間から数週間を目途に，この期間中に達成可能なものを挙げるようにする。また，目標に沿って具体的な計画を一緒に立てる。目標達成に向けて何回，どれくらいの時間，どこの場所で話し合うか，認知・行動のスキルは何を実施するかなどを決めておく。図7-4のようなシートを対象と共に作成す

〈課題・問題の整理〉 現在困っていること，改善したいこと ・ ・
〈目標の設定〉現実的で，測定・達成可能なもの 長期目標： 短期目標：
〈計画の立案〉実施がイメージできるように記載 ・日時 ・時間 ・期間 ・回数 ・場所 ・実施すること ・評価の方法

図7-4　目標設定と計画立案のシート

るとよい。

　実施は，計画したことに沿って進めていく。実施で用いる認知・行動のスキルは，認知再構成法や問題解決技法，行動活性化，アサーティブトレーニングなどを用いることができ，各スキルの基本的な進め方は，成書をご覧いただきたい。

　ここでは，他職種と異なる，看護師ならではのスキルの用い方，という点について述べたい。看護師が対象と関わる場面は，1対1での話し合いもあるが，それ以外の食事や入浴・着替え，排泄等の日常生活のケア，バイタルサインの測定，買い物や散歩，レクリエーションなど，24時間を通して多様にあるため，必ずしも面接形式にこだわる必要はない。場面に応じたスキルの展開が可能，という点でバリエーションが豊富である。例えば，「風呂に入って綺麗にする必要はない」という幻聴にとらわれ，入浴時間に声をかけても「入らな

180　第四夜　精神療法を活かす

〈実施〉 ＊できたこと，できなかったことの両方を記載
・○月○日

・○月○日

　　　　　：
　　　　　：

〈評価〉　　　評価日　　年　　月　　日（　　曜日）
・目標の達成状況

・効果があったこと

・効果がなかったこと

・新たに発見したこと

・今後の課題（次の目標設定に向けて）

図7-5　実施と評価のシート

い」と拒否する患者に対して，その場で，入らない理由等を丁寧に聴き，十分
に患者の思いを受容・共感した上で，幻聴の内容の妥当性等を一緒に検討する
と，入浴が可能になることがある。また一人の対象に対して，看護師が一人固
定でかかわることはなく，チームでみることが多いため，役割を分担すること
も可能である。例えば，受けもちの看護師が継続的に面接形式で関わり，他の
看護師が補足的な役割をとって面接の中で扱った認知再構成法などのスキルを
対象がどのように面接以外の場面で活用できているかを確認したり，面接で決
めた宿題の履行状況をみたりすることができる。こうした看護師の特性を生か
した，認知・行動のスキルの実施が，対象の症状の改善や日常生活行動の向上
などに貢献できると考える。

　実施したことと評価は，図7-5のようなシートを用いて対象と一緒に記載
するようにする。実施は，できたこととできなかったことの両方を含めて書く
ようにし，評価は，目標の達成状況，効果があったこととなかったこと，新た
に発見したこと，今後の課題，という視点に基づき書けるとよい。評価まで，
対象と共に取り組むことが大切である。

第7章　認知行動療法を多職種に役立てる　181

4．構造化のスキルを用いた短時間の関わり

　看護師は，3．で述べたように，面接形式での関わりも可能だが，それ以外の日常生活のケアの場面を通して，認知行動療法に基づく関わりをすることができる。その日常生活のケアの場面は短時間であることも多く，その中の短いかかわりを構造化することが可能である。こういう形で，認知行動理論と技法を精神看護の場面に役立てることができる。

　先述の幻聴にとらわれ，入浴を拒否する対象と入浴前に話をする場面は，数分〜十数分の関わりになると思われる。しかし，それくらいの短時間でも，構造化した話し合いができる。通常，認知行動療法では，その日の状態の確認，前回のまとめ，宿題の確認から始め，アジェンダ設定，アジェンダに沿った話し合い，宿題の設定，面接のまとめとフィードバックといった流れで1回の面接を進めるが，それを数分〜十数分に凝縮する形となる。先述の幻聴のある対象の場合，まず幻聴がいつ，どのように，どれくらいの強さで聞こえるのか，幻聴をどう受けとめているのか，幻聴にどう対処しているのか，などの状況について尋ね，共有し，「幻聴への対処法を見つける」などのアジェンダを協同的に決める。ここまでを3〜4分程度で行う。その後，対象と，頭を自由にしてさまざまな視点からアイディアを出すブレインストーミングの要領で対処法を出していき，それぞれの長所・短所をふまえた上で，現実的に実行可能な対処法を選び，具体的に行動計画を立てるようにする。これを計十数分で行うことが可能である。

　このように看護師の場合，短時間や細切れのかかわりで，構造化のスキルを役立てることができれば，効率よく互いに満足感も得られる話し合いができる。

5．個人だけでなく集団に対するケアの広がり

　認知行動療法は，個人のみならず集団での効果も，うつ病や統合失調症などの多くの疾患で実証されており，看護師が集団を対象にかかわるときも役立てることができる。看護師が，服薬・症状管理，再発予防などを目的とした集団療法を企画し，実施する際に，集団認知行動療法の知識やスキルが有用であ

る。

　集団認知行動療法も，個人対象の認知行動療法で用いる理論や技法と変わりはなく，セッションを構造化して進める。あらかじめ，例えば12回セッションで毎回のテーマを設定したプログラムを作成し，毎セッションは，個人の認知行動療法と同様にその日の状態や宿題の確認から始め，テーマに沿って，テキストを使った心理教育，個人ワーク，集団でのディスカッション，宿題の設定，フィードバック，といった流れで進める。初回から最終セッションまで，対象とスタッフ間の協同関係を構築・維持しながら進めていく。実施する内容は，個人と同様で，はじめに認知行動理論（認知行動モデル）を学び，自身で概念化（ケースフォーミュレーション；先述のアセスメント）し，問題・課題を明確にする。その後，疾患によって異なるが，認知のスキルとして認知再構成法，行動のスキルとして問題解決技法，行動活性化，アサーショントレーニングなどを学ぶ。

　この中の構造化したプログラムの作成や運営，集団での協同関係の構築・維持のためのスキル，認知や行動のスキル学習の集団での展開方法など，看護師が集団を扱う場合の有用な知識や技法を与えてくれるだろう。

Ⅲ　おわりに

　認知行動療法を多職種に広げ役立てることについて，今回は看護師を中心に述べてきた。多職種に役立てることができれば，間違いなく，対象は広がり，認知行動療法の恩恵を受けられる人が増え，その職種の知識やスキルの向上と，認知行動療法そのものの発展に寄与するだろう。そのための課題は山積しているが，それを乗り越える苦労をしても余りある実りがあると，筆者は信じて疑わない。最後に，筆者は，看護が専門であることから，作業療法士や精神保健福祉士といった他の専門職について述べることは門外漢であると考え，差し控えさせていただいたことをご容赦いただきたい。

文　献

藤野ヤヨイ（2005）我が国における精神障害者処遇の歴史的変遷──法制度を中心

に. 新潟青陵大学紀要，5，201-215.

Peplau, H. E.／稲田八重子・小林富美栄・武山満智子・都留伸子・外間邦江（訳）（1952/1973）人間関係の看護論. 医学書院, pp. 1-44.

Tomey, A. M., & Alligood, M. R.（2002）*Nursing theorists and their work, 5th Edition.* Mosby. 都留伸子（訳）（2004）看護理論家とその業績 第3版. 医学書院, pp. 383-404, 425-436.

Travelbee, J.（1971）*Interpersonal aspects of nursing.* F. A. Davis Co. 長谷川浩・藤枝知子（訳）（1974）人間対人間の看護. 医学書院, pp. 22-25.

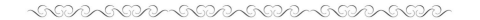

認知行動療法の懐の深さを知る

　先日久しぶりに，テニスの試合をフルセットで見た。大坂なおみ選手が，もしかすると全豪オープンで優勝，それだけでなく世界ランキングでも1位になる，とのニュースが報じられ，普段試合をじっくり見ない私でも，今回だけは見なければ…と，開始早々からテレビの前にかじりついていた。

　それにしても，テニスの試合ひとつをとっても，その中でいろんなドラマが繰り広げられるものだなと，改めて思った。大坂選手，クビトバ選手，どちらも素晴らしいドラマを見せてくれたのである。

　大坂選手は，私の印象では，うまくいかないとラケットを投げつける，涙を流すといった，感情の起伏の激しい人で，そのコントロールが課題なのかなと思っていた。その予感が当たったのは，第2セットの後半あたり。優勝はもう目前，というところで，失点し，雲行きがあやしくなるにつれ，表情から全身にかけ，感情が露わとなり，ついにセットを落としてしまった。ジェットコースターで頂点から一気に突き落とされたような気分だったのではないだろうか。

　しかし，その後の大坂選手のとった行動が，私には大変印象的だった。バスルームブレイクをとったのである。なるほど，これはまさに，認知行動理論でいえば，行動を変えることで，認知や気分を変えたのだな，と理解した。後でニュースで知ったのだが，大坂選手はこのバスルームブレイクで，「私は今，世界一の選手と戦っている」との思いを新たにしたようで，集中力を取り戻せたとのこと。大坂選手が認知行動療法を知っているのかどうかはわからないが，認知行動療法のエッセンスは，世界一の選手も身につけていて，うまく使っているのだと実感した。

　一方のクビトバ選手についても，以前，強盗に襲われ，利き腕にケガを負ったところから，ここまで登りつめてきた，という壮大なドラマが報じられていた。その並々ならぬプロセスにも，認知行動療法のエッセンスがふんだんに取り入れられていたのだろう，と想像した。

　大坂選手の優勝後の挨拶の言葉，「決勝でプレイできる機会がもてたことに感謝する」の中に，クビトバ選手への尊敬の念が込められていたことと，筆者は感動した。認知行動療法の懐の深さを改めて感じた今日この頃である。

第8章

森田療法の臨床
―《受容》のプロセスと他学派との比較―

久保田幹子

I　はじめに

　森田療法は，森田正馬が1919年に創始した日本独自の神経症に対する精神療法である。森田療法では，神経症の病理を"とらわれ（悪循環）"として理解し，その打破に治療の目標を置く。そこで求められるのが"あるがまま"の態度である。ここでいう"あるがまま"とは，「不安などのさまざまな感情も，欲求も含め，ありのままの自分を受け容れる」ということであり，まさに《受容》を意味する。ただしそれは，森田が「"あるがまま"になろうとしてはそれは求めんとすれば得られずで，既に"あるがまま"ではない。なぜなら"あるがまま"になろうとするのは，実はこれによって，自分の苦痛を回避しようとする野心があるのであって，苦痛は当然苦痛であるということの"あるがまま"とはまったく反対であるからである」（森田，1974g）と述べたように，観念的に，あるいは習得しようと心がけて身につくものではなく，さまざまな体験のプロセスを経てなされるものと言える。

　そこで本稿では，事例を紹介しつつ森田療法の理解と治療的変容のプロセスについて概説し，森田療法における《受容》について考察する。さらに，他学派との比較，特に昨今比較されることが多い認知行動療法との異同についても触れていきたい。

Ⅱ　森田療法の成り立ち

1．森田正馬の生い立ちと森田療法（北西，2005）

　森田は，1874（明治7）年に高知県の富家村で生まれた。小学校の教師をしていた厳格な父親と，過保護な母親のもとで育ち，活発で好奇心も旺盛であったが，反面かなり神経質な子どもであった。小学校の成績は良かったが，父親が非常に教育熱心で厳しかったことから，泣いて登校を渋ることもあったという。9歳の頃に村の寺で地獄絵を見てからは，死の恐怖に襲われて夢にうなされたり，15歳の頃には心臓が悪いと思い込んで悩み，19歳のときにはパニック発作も経験した。こうした神経症的な症状の背景には，父親との葛藤があった。森田は医学を志したが，父親がそれをゆるさなかったため，学費を援助してくれる医者夫婦と勝手に養子縁組を結んでしまい，それを知った父親と衝突していたからである。結果，父親が勧める従妹との縁談を条件に，養子縁組を解消し，学費を払ってもらって24歳のときに東京帝国大学医学部に入学することになる（1898年）。しかしその後も，森田は慢性頭痛やそれに伴う集中困難，神経衰弱などさまざまな症状に悩まされ，服薬などの治療は受けていたが効果はなかった。そんな折，たまたま父親から学資の送金が遅れた際に，森田は父の嫌がらせと考え，いっそあてつけに死んでやろうと一切の治療をやめ，とりあえず目前の勉強に打ち込んだ。そうしたところ，長年苦しんでいた症状が一時的に和らぎ，思いのほか好成績を得ることができたのである。こうした体験が，のちの森田療法の礎になったと言われている。

2．森田療法の確立（北西，2005）

　大学を卒業した森田は，精神医学を志し，呉秀三教授のもとで精神療法を学ぶことになる。その中でも，自身の神経症体験もあり，森田は神経症の治療・研究に取り組むようになっていった。探求心旺盛な森田は，当時効果的と言われていた西洋の精神療法を追試し，催眠療法，安静療法，作業療法，説得療法などさまざまな方法を試みたが，神経症に対する効果的治療法を見出すには至らなかった。そんな折，神経衰弱の患者を自宅に下宿させ，さまざまな精神療

法のエッセンスを組み合わせて施行したところ，症状が軽快する経験を得た。これを機に，森田は自宅を解放し，家庭的な環境下で絶対臥褥，作業療法を行う入院治療を構想し，1919 年に森田療法の原型を確立したのである。

3．森田療法と他の精神療法の背景要因

　こうして森田療法の成り立ちを振り返ってみると，創始者である森田が幼少期に父親との葛藤を抱えていたことは，精神分析を創始した Freud と共通している。また，自らの神経症とその克服の体験をもとに精神療法を確立した経緯は，Freud や認知療法を生み出した Beck とも重なると言えよう。そう考えると，精神療法が誕生する道のりには創始者個々の境遇や生きていく上での試行錯誤が色濃く反映しており，それぞれの精神療法が目指す方向性は異なっていても，体験からの知であることは共通している。

　また，精神分析はヒステリーの治療を契機に，認知療法はうつ病の治療，そして森田療法は対人恐怖症（赤面恐怖症）の治療を契機に，治療の原型が考案されている。そうした意味では，それぞれの精神療法の特徴や強みといったものは，出発点となった病態の特性と関連があると言えるかもしれない。森田は，観念的で頑固な神経症者に対する数多くの失敗経験から，森田療法を生み出していったのである。

III　森田療法における病理の理解

1．森田療法の治療対象と神経症理論

　森田療法の治療対象は，元来，森田神経質と呼ばれる神経症である。森田はそれを強迫観念症，普通神経質，発作性神経症に分類した。これは，DSM-5では，パニック症，全般不安症，広場恐怖症，社交不安症（社交恐怖，対人恐怖症）などの不安症群，強迫症，病気不安症（心気症）などに相当する。しかし最近は多様な病態に適用されており，特に慢性化したうつ病への有効性が指摘されている。

　森田は神経症の病理を「とらわれの機制（悪循環）」として理解し，その背後に共通する性格素質，いわゆる「神経質性格」を見出した（森田，1926）。具体的

には，内向的，自己内省的，心配性，敏感といった弱力的側面と同時に，完全主義，理想主義，頑固，負けず嫌いといった強力的な側面を併せもち，内的葛藤を生じやすい性格を指す。森田は，こうした性格傾向を基盤として，ある特有の機制（とらわれの機制）が生じたとき，神経症に発展すると理解したのである（森田，1928）。「とらわれの機制」は二つの要素から成るが，その一つは，注意と感覚が相互に影響することによって生じる悪循環（精神交互作用）である（森田，1928）。例えば，人前で顔がこわばる自分に不安・違和感を抱き，表情に注意が集中すると，より感覚が敏感になり，さらに不安がつのって一層顔がこわばるというように，注意と感覚が相互賦活的に作用して症状が強まる機制である。もう一つは思想の矛盾と呼ばれるもので，悪循環を生じさせる構えである（森田，1926）。神経質性格の人は，自然に生じる感情を「かくあらねばならない」と考え，知的に解決しようとする。これは自然や心身を支配しようとする万能感，もしくはコントロール欲求ということもできるが，不快な感情を「あってはならないもの」として観念的にやりくりしようとするために，より一層思うようにならない自己（理想の自己と現実の自己とのギャップ）に葛藤が生じるのである。これは不可能を可能にしようとする試みであり，先の例であれば，「人前ではきちんとしていなければならない」と考えるために，緊張してしまう自分を「ふがいない」と感じ，緊張しないようにと身構える結果，かえってそれにとらわれてしまうといったものである。こうしたとらえ方は，先に述べた神経質性格とも関連するものであり，強迫心性と言い換えることもできるだろう。

2．森田療法の特徴と治療目標

　森田療法が他の学派，とりわけ西洋の学派と異なる点は，不安のとらえ方にある。西洋の精神療法では不安を病理と考える。例えば精神分析であれば，内的葛藤の現れ（妥協産物）として理解し，認知行動療法では認知のゆがみや誤った学習の結果と理解するだろう。しかし森田療法では不安を病理ではなく，あくまでも自然な感情反応としてとらえていく。ここに森田の人間観がある。すなわち，「よりよく生きたい」という健康な欲求（生の欲望）があるからこそ，「それができなかったらどうしよう」という不安が生じると理解する（森

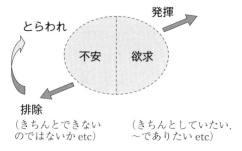

図8-1　病理の理解と治療目標（久保田［2009］をもとに改変）

田，1926）。先の例であれば、「人からよく思われたい、好かれたい」という欲求が強いからこそ、「悪く思われたらどうしよう」という不安を抱くと言える。しかしながら、神経症者は「かくあるべき」と万全を求め、こうした不安を特別視し排除しようとするために、ますますそれにとらわれ、悪循環に陥っていく（図8-1参照）（久保田，2009）。このように森田療法では、不安や症状そのものが問題なのではなく、不安に対する態度こそが問題と理解するのである。

したがって治療の目標は、この「とらわれ（悪循環）」の打破と、本来の欲求（生の欲望）を自分らしく発揮できるよう援助することに据えられる。そこでは、不安や症状の原因を探ること、あるいはそれを直接解決することに焦点づけをしない。あくまでも不安と欲求（生の欲望）は表裏一体とみなし、それらをあるがままに受けとめる姿勢（受容）を培うと共に、本来の欲求（生の欲望）にしたがって目前の生活に関わり自己を成長させるよう促していく。こうしてとらわれからの脱却を図ると共に、ありのままの自己を受けとめ、生の欲望に則って自分らしい生き方が実現できるよう（自己実現）援助していくのである。

IV　森田療法の実際

ここで事例を紹介しつつ、森田療法の実際と治療における変容のプロセスについて述べていきたい。なお、事例については実際の事例をもとに脚色した架空のケースであることをお断りしておく。

1．事例提示と治療のプロセス

1）Aさん　26歳　女性　強迫症

【主訴】不潔恐怖，洗浄強迫行為

【現病歴】姉と二人同胞。幼少期より心配性で神経質なところがあった。高校生の頃より，特にきっかけなく自宅のあるものが汚いと感じ始め，頻繁に手洗いをするようになった。しだいに自室など清潔な場所とそれ以外の汚い場所を分けて考えるようになり，清潔空間を保つための手洗いや儀式が念入りになっていった。短大を卒業後，一般企業に勤務していたが，共有の機器や書類などにも不潔感を抱くようになり，仕事に支障をきたしたために退職となった。その後，いくつかのアルバイトも試みたものの，不潔に対するこだわりは変わらず，手洗いも増悪したため，精神科クリニックを受診した。薬物療法を受けたがあまり効果がみられなかったため，森田療法を勧められ当科受診となった。

2）治療の経過

【見立てと導入】

Aさんは，汚れに対する不安と共に，それをすぐに洗浄しなければ汚れがどんどん伝染していくといった不安・恐怖にさいなまれていた。そして完全に不安を排除しようと長時間の手洗いや儀式を繰り返し，結果的に日常生活がままならなくなるといった悪循環に陥っていた。Aさんの恐れは汚れが蔓延することであり，その背後には安全な生活・万全な生活を求めていることがうかがわれた。そこで治療者は，Aさんの汚れに対する不安は，それだけ安全に暮らしたい，安心した生活を送りたいという気持ちの現れとして「生の欲望」から読み替えていった。そして，不安に思うこと自体は自然であるものの，完全に排除しようとすれば逆にそれにとらわれる事実を明らかにした。Aさんは，「たしかに，洗っても結局また気になる」とその不毛さは感じていたため，「とりあえず不安なまま，今，せめてできることから行動に移してみましょう」と目標を共有した。

その後のAさんの体験（日記：以下《　》）と治療者の介入（コメント：以下〈　〉）について，日記の記載も紹介しながら提示する。

第8章　森田療法の臨床　191

【治療前期】

　治療当初のＡさんは，「いざとなると怖くて……」と不安に圧倒されがちで
あり，回避的な姿勢が強かった。実際，自宅でも動けずに過ごしてしまうこと
が多かったが，同時にそうした生活に対する苛立ちも認められた。それゆえ治
療では，《友達と約束していた映画にも行けなくなってしまった。行かれない
と本当に悔しいし，イライラする。一日中家にいて，行かれないってことを
ずっと考えていた》〈気になる気持ちを避けるために，好きな世界も避けるこ
とになってしまったらもったいないですね〉というように，不安を回避するこ
とで楽しい生活も失っている事実を伝えながら，苛立ちを原動力に一歩踏み出
すよう関わった。その際には，《姉が外出するために友達と会うことができな
くなった。同じ日に同じ方向に行かれないから》〈行かないようにしているの
も自分，行くようにできるのも自分です〉と，行動を阻んでいるのも，またそ
れを打開できるのも自分であることを伝えながら，不安なまま動いてみるよう
後押しをしていった。

　さらに《いろいろなことが大丈夫って思っていると，手を洗ってても洗い直
しがない。でも心配なことが頭にあると，もう１回，もう１回……となってし
まう》〈気分で洗っていることがわかりますね〉，《何もかもが楽しくなくて，も
う嫌だと思った。手を洗うのに１時間もかかってしまった。すごく疲れた。意
味がないのにやらないと気がすまない》〈スッキリさせようとしても，結局残
るのは嫌な気持ちと疲れですね。この実感をしっかり味わおう〉というよう
に，不快感を避けようとしている事実や，避けることがより不快感を生み出し
ている事実を明確化し，その事実や実感に目を向けるよう促した。そして，
《(苦手な虫を退治した後)つかまえたのだから大丈夫だけど，埃がそこから飛
んで……といろいろ考え，大丈夫と思うまで何度も何度も繰り返してそのこと
を考えた。疲れて暗い気持ちで一日過ごした》〈もったいない。わからないこと
は放っておこう〉というように，“わからないこと”は棚上げにし，そのまま付
き合うよう関わっていった。

2．森田療法における治療者の関わり

　森田療法における治療者の関わりの一つは，不安を自然な感情ととらえ，そ

れと付き合う姿勢を支えることである。これは森田が「柳は緑，花は紅」（1974b）あるいは「夏は暑い，嫌なことは気になる，何とも仕方がない」（1974a）と述べたように，感情も含め，事実をそのまま受けとめる姿勢につながっている。すなわち，不安をやりくりすることを不可能な努力とし，不安排除の姿勢をいったん封じ込める関わりと言えるだろう。そして同時に，生の欲望に従って日常生活に関わることを促し，患者の試行錯誤を支えていくのである。ただし，そこで奨励する行動は，症状を克服するための行動のみに目標を置く必要はなく，自然に湧き上がる気持ちに従って，あるいは不安な中で「せめて」できることを手探りするもので構わない。このように，不可能な努力はいったん封じると共に，できることにエネルギーを注ぐように別の方向性を示すといった二つのメッセージを同時に伝えながら，まずは不安や症状と付き合う姿勢を醸成していくのである。

　とはいえ，不安にとらわれている患者にとって，それと付き合いつつ行動することは容易なことではない。そこで重要になってくるのが，感情への注目である。先に挙げたAさんの例でもわかるように，不安や不快感を回避することがより不快感を生み出しており，本当の解決につながっていない事実や，結果的に求めている生活も失っている事実を伝えながら，患者が感じている悔しさなどの感情に焦点を当てていく。そして，欲求があるがゆえのジレンマと理解し，その悔しさを原動力に行動に踏み出すよう関わることがポイントとなる（久保田，2002）。つまり，患者がもて余している感情に注目することで，不安に覆い隠されている欲求の自覚を促していくのである。

3．体験を通した気づきと変化

　こうした治療者の関わりに支えられ，患者は不安ながらも行動に踏み出し，さまざまな体験をしていく。先のAさんは，ずっと気になりながら手をつけられずにいた自室の棚を，おそるおそる拭いてみたところ，すごくスッキリして，《埃が飛び散った？なんてことはあまり考えず，次々やって思い通りに終われた》〈これこそが健康な感覚です〉と行動に踏み込む中で感情が変化することを体験した。また，夕食を作ってみようと思い実行したところ，久しぶりでも手順を身体が覚えている事実を実感すると共に，《できたということが嬉

しかった。一品ずつでも続けて料理をしていこうと思った》と達成感が次の行動への意欲につながっていった。

　また強迫行為についても，時計によって手洗いの時間を見るようにしたところ《こんなに洗っているならもういいか，と諦めモードで終われるようになってきている。完璧はないんだから，諦めることだって必要なんだよな》と，時間という事実を見ることによって良い意味での諦めが可能になっていった。

　こうした経過から，思うようにならない不安や不快感（感情）をやりくりするのではなく，本来の欲求に従って目前の行動に関わったとき，患者は感情が変化する事実を知ると共に，不快を避けていたときには味わえなかった感情（「掃除をしてスッキリした」という快感情）を体験していることがわかる。こうした新たな体験を得ることで，ようやくこれまでの万全を求める不毛な試み（強迫行為）を諦めることが可能になっていくのである。

　その後Aさんは，自宅で過ごすことに退屈感を覚えるようになり，アルバイトを考えるようになる。外出すれば汚れにさらされることが不安で，応募を躊躇していたが，「退屈に思うのは，何か手ごたえを求めているからこそ感じるものなのでは？」という治療者の言葉に背中を押され，短期のアルバイトに踏み出していった。アルバイト先に向かう道のりではビクビクしていたAさんだったが，案外仕事中には汚れが気にならないことを体験し，仕事をやり遂げた満足感を機に《本当は誰かに必要とされたかった》という本来の欲求に気づくこととなった。さらに，汚れを恐れて常に同じ鞄を使っていたAさんは，《ずっとずっと同じ鞄を使っていたけど，思い切ってまったく違うものを買ってみた。何かが変わることが怖かった。不安もあるけど，"新しい"というのはワクワクする。やっとやっと今までと違う鞄にできた。心から嬉しい！》〈すごく大切な気持ち。もっともっと嬉しいことを増やしていこう〉と，自らの欲求を拠り所に新しい世界を体験していった。このように，不安と付き合う経験の蓄積が，新たな行動を生み出し，そこでの達成感や喜びがさらなる行動への原動力となり視界が広がる体験となっていく。言い換えれば，行動を通して自己効力感や本来の欲求を実感することが，さらに不快な感情の受容を促進しているのである。

V　森田療法の治療的変容のプロセスと《受容》

　では，森田療法では何がどのように変化し，またどのように受容がなされて
いくのであろうか。

1．体験のプロセス

　図8-2は治療における患者の体験を時間の流れを追って示したものである
（久保田，2012）。不安を恐れ，回避していた患者は，治療者の励ましや支えのも
と，不安と付き合いつつ，今できることにおずおずと手を出していく。そこで
行動に踏み込む言動力になるのは，生の欲望の賦活である。生の欲望を足がか
りに，これまで避けていた行動に踏み込み，現実生活に関与する中で，患者は
不安があっても何とかなる経験，達成感，気分の変化などを実感していく。こ
うした肯定的な体験がモチベーションとなり，不安や症状に集中していた注意
は周囲に向けられ新たな行動の模索へとつながっていく。このように，動きや
体験を通して注意の転換や視野の広がりがなされ，心が自由自在に流転・適応
していく様を，森田は「無所住心」と呼び，これこそがとらわれからの脱出で
あると述べた（森田，1974f）。こうしたプロセスの中で，患者は排除していた不
安や不快な感情も，また欲求も少しずつ受けとめると共に，試行錯誤を通して
ありのままの自己を受けとめていく。すなわち，自己の受容は体験を通して段
階的に深まっていくと言える。そこで一貫してなされるものは「できないこ
と」「変えられないもの」（不安などの感情）と付き合い，同時に「できること」
を問う治療者の姿勢であり，それが「あるがまま」の態度を培っていく。そし
てこうした治療のプロセスを押し進める原動力がまさに患者の生の欲望であ
り，またそれに着目する治療者の関わりなのである。

2．感情と付き合うことと受容

　では，「不安と付き合うこと」は，どのように「受容」につながっていくので
あろうか。図8-3は，感情との付き合い方に焦点を当て，受容のプロセスを
表したものである（久保田，2012）。森田は，感情はそのままに放任すれば，時を

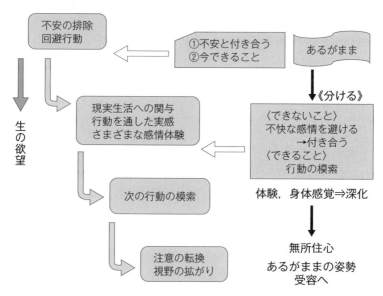

図 8-2　治療における患者の体験の流れ

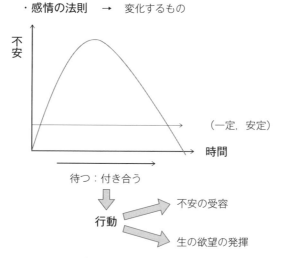

図 8-3　感情に焦点をあてた受容のプロセス

経るにしたがって自然に消失すると述べた（森田，1974h）。逆に，続けて刺激をすればますます強まると述べており（森田，1974h），まさに不安排除の姿勢がこれに該当する。つまり感情は変化するものであるが，患者はそれを一定に保つ，あるいはすぐに抑えようと不可能な努力をしているのである。したがって，とらわれから脱出するためには，図8-3に示したように不安と付き合いながら時間の経過を待つことが必要になるが，その際森田療法では不安を注視するのではなく，そこで同時に行動への促しを行っていく。こうして行動へと注意の転換を図ることが，結局不安と付き合う姿勢を培うと共に，生の欲望の発揮も可能にしているのである。たえず変化する感情を受けとめながら，それに対応した動きを身につけるということは，頑なさから柔軟性への修正につながるとも言えるだろう。

3．事実を知ることと受容

　ではこうした「受容」とは，何によってもたらされ，結局何を意味しているのであろうか。

　Ａさんは，その後もアルバイトを続ける中で，汚れをめぐる儀式や洗浄行為は徐々に簡略化できるようになり，職場ではその真面目な仕事ぶりが評価されるようになった。しかし，不潔をめぐる不安が比較的後景に退いてくると，職場での対人関係をめぐる葛藤が徐々に面接や日記に表現されるようになった。《同僚が信じられないミスを犯した。それなのに私が失敗したように，当人以上に責任を感じてしまう》〈これも完璧を求めすぎる癖の影響かもしれませんね〉。《私に負担をかけるのはやめてと不愉快に思ってしまう》《苦手な人と一緒になると体に汚れがベッタリついているような変な感覚になる》〈汚れではなく，嫌悪感でしょう〉《これ以上余計な感覚は生じないでほしいと思う。すごく疲れる。一緒のチームには来ないでほしい》〈苦手と思うのは自然なことです。それを生じさせないようにするのは不可能ですよね〉というように，他者に対する嫌悪感が受け入れられず，そうした感情や苦手な人そのものを排除しようとしてストレスになっていた。これは，まさに受け入れ難い感情のみを排除しようとする姿勢であり，汚れに対する態度と共通するものである。つまり，Ａさんの「かくあるべし」の構え，すべてを思い通りにしようとする強迫

的なスタイルの表れと言える。治療後期には，こうした症状の背後にある性格病理（強迫の病理）の修正がテーマとなる。治療者は，日常生活での行き詰まりをその都度取り上げ，症状に対する態度と同様に，思い通りに「できないこと」（感情，他者）と付き合い，そこで「できること」は何かを問いかけていった。Ａさんは《仕事のストレスが手洗いを悪化させるのだとずっと思っていました。でも，私の気持ちの切り替え方ひとつということですね。嫌だと思ったり，苦手と感じることはいいんですよね。それをダメと思ってしまうことがいけなかったんですね》と自らの姿勢を振り返った。

　先に述べたように，「あるがまま」の態度は直線的にもたらされるものではなく，段階的に深まるものである。患者はその過程において，不安を回避しようと試み，結局思い通りにならない事実に直面する。Ａさんも不快感を排除しようとする試みが，逆に疲労感や惨めさ，退屈感につながり，結果的に行き詰まった。このように不安の排除によって，より一層不快な感情が生じる事実を実感することは，これまでの試みが不毛であるという事実，まさに限界を知る契機になる。治療者は，こうした患者の実感を逃さず，感情を思い通りにコントロールすることは不可能であることを明確化すると共に，再度「本当はどうしたいのか」を問いかけ，不安排除の姿勢からそれと付き合う姿勢へと転換を図っていく。先に示したＡさんは，不快感の連鎖，また時間という事実を見ることによって，不安をなくそうとする行動に諦めがつくようになった。また，職場の人に対する苦手意識や相手の行動そのものも思い通りにはできないことを実感した。こうした抗いようがない事実や自らの力の限界を知ることで，患者はようやく不毛な不安（不快感などの感情も含む）排除の姿勢を諦め，それをそのまま受けとめることが可能になるのである。

　言い換えれば，不安を観念的にやりくりしようとしていた患者が，そのとらわれから脱するためには，不安をそのままに行動する中で感情が変化する事実や本来の欲求の実感，そして行き詰まりの経験を通してすべてを思い通りにすることは不可能であるという事実を体験的に知る必要がある。身をもってわかること（手に入れること）で，ようやくこれまでの観念的・回避的姿勢を諦める（手放すこと）ができるのである。これはまさに「できること」と「できないこと」を知ることであり，その実感が，不安はありつつも欲求を拠り所とし

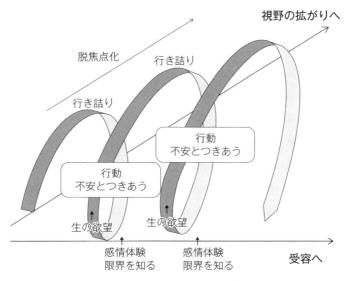

図8-4　螺旋状に深まる受容のプロセス

てできることを探る足がかりになるのである。こうしてみると，森田療法における受容は行きつ戻りつの経験の蓄積の中で螺旋状に深まっていくと考えられるが（図8-4）（久保田，2013），行き詰まりと新たな行動の繰り返しの中で，不安や症状からの脱焦点化が進み，徐々にそこで体験するさまざまな感情の受容が進むと共に，行動の広がりや視野の広がりがなされていくのである。こうしたプロセスの中で，快・不快を含む感情の事実，そして長所・短所の両面がある自分をありのままに受けとめていくことが可能になると言えるだろう。

VI　森田療法と認知行動療法

次に，認知行動療法（cognitive-behavioral therapy，以下 CBT）との異同についても触れておきたい。CBT と森田療法についてはこれまでにも比較検討がなされているが，昨今は，「第三世代」の CBT と呼ばれるマインドフルネス認知療法や ACT（アクセプタンス＆コミットメント・セラピー）が登場し，かなり森田療法に近いスタンスであることも指摘されている（中村，2007）。

そこで，まずここでは従来の CBT との比較を行うこととする。その際には，

本稿で紹介したＡさんの事例を想定し，強迫症に対する治療に焦点を絞って両者の異同を明らかにしたい。その上で「第三世代」のCBTと森田療法との比較を行い，それぞれが何を変化させ，どのようにその変化を引き起こしているのかについて論じる。

1．強迫症に対するCBT

森田療法の病理の理解や治療の実際，変容のプロセスについてはすでに述べたので，ここではCBTの概要を簡単に紹介した上で，森田療法との異同について検討する。

1）病理の理解と治療目標

CBTでは，不安を脅威に対する情動反応ととらえ，脅威に対する誤った認知や学習によって症状が形成されると考える。そして，症状は不安を回避する行動によって強化されるといった悪循環モデルで理解される。したがって治療目標は，こうした誤った学習や認知の修正と，症状の減弱，および恐怖感に対する適切な対処を可能にすることに据えられる。すなわち，刺激に対して病的な反応を示していたものを，適応的な反応がなされるよう修正を図るのであり，不安のコントロールを目指す治療ということができる。

2）治療的介入

治療的介入は，行動療法的アプローチと認知療法的アプローチに分けられるが，強迫症に対しては行動療法的アプローチの一つである曝露反応妨害法（exposure and response prevention）が有効とされている。曝露反応妨害法とは，強迫症状を生じさせている状況に長時間，持続的に直面しながら（曝露），そこで生じる強迫衝動や不安感・不快感をそのままにして，強迫行為をとらないようにする（反応妨害）方法であるが，これは不安状況に直面し続けることで不安が減弱するといった原理や，強迫行為を行わない状態を持続すると，強迫行為を行いたい衝動が減弱するといった原理に基づいており，両者を同時に組み合わせることによって治療的効果を得ようとする方法である。こうした作用が，セッションの中で生じることをセッション内habituationと呼び，不安の減弱がセッションを重ねるごとにも起こることをセッション間habituationと呼ぶが，いずれにしても不安に慣れていく効果を期待していると考えられ

200　第四夜　精神療法を活かす

る。

　強迫症に対するCBTではこうした行動療法的アプローチに認知療法的アプローチを加えた介入も提唱されている。その代表的なものがSalkovskis（1996）の認知行動理論である。通常認知療法では，出来事に対する認知が，感情や行動を生むと理解し，ゆがんだ認知が不適応的な感情や行動を生むと考える。しかしSalkovskisは，強迫観念を認知ではなく，引き金となる出来事と規定し，それに対する危険の認知や責任の認知が不安を生むと理解した。そして不安を中和しようとする安全希求行動が，いわゆる強迫行為という症状につながるとした。したがって治療では，ノーマライジングなどの方法によって，彼らの危険の認知や責任の認知の妥当性を合理的に検証し，認知の内容を修正することによって症状の軽減を図っていく。こうした認知的介入を行いながら，曝露反応妨害法によって，不安に対するhabituationを促していくのである。

　3）CBTと森田療法の比較

　表8-1（久保田，2011）に示したように，CBTも森田療法も，症状の発展に悪循環を想定する点，行動を治療的に扱う点，不安状況への直面化を行う点で共通している。しかしながら，不安の理解において，病理とみるCBTと自然な感情反応とみる森田療法では異なっており，そうした違いが治療目標（不安のコントロールか受容か）や，次に述べる不安軽減のプロセスの違いにつながっている。CBTでは，不安状況にダイレクトに，そして段階的に直面化させ，それに対処できるよう学習を繰り返していくが，森田療法ではあくまでも生活の充実に焦点を当て，その中でおのずと不安と付き合うように促していく。そして，CBTのように，論理的・実証的に認知を修正するのではなく，体験を通した実感や気づきを重視し，中村も指摘しているようにボトムアップ式の方法をとることが特徴的である（中村，2007）。さらに，症状の軽減のみならず，患者の自己実現を視野に入れていることが大きな違いと言えるだろう。

　このようにCBTでは，認知の再構成も含め学習という概念がキーワードとなる。そこには現在のやり方を封じ込め，新たな学習をさせるといった一方向的な流れがあるわけだが，それを達成するためには，飯倉（2007）も指摘しているように動機づけが重要な要素となる。強迫症の多くは，自分のやり方に固執しやすいと言えるが，そうしたときにどのように行動へのモチベーションを高

表 8-1 従来の認知行動療法と森田療法

		認知行動療法	森田療法
〈共通点〉		症状の発展に悪循環を想定 行動を治療的に扱う 不安状況への直面化	症状の発展に悪循環を想定 行動を治療的に扱う 不安状況への直面化
〈相違点〉	不安の理解	誤った学習／認知の結果	不安は生の欲望と表裏一体
	治療目標	不安のコントロール	不安の受容,「あるがまま」
	認知の 修正方法	論理的, 実証的	身体的, 体験的 体験による認知を跡付けるボトムアップ式 (中村)
	不安軽減の プロセス	不安状況 (症状) への直面化 (ダイレクト) 具体的・段階的な課題設定	生活の充実を図る→不安と付き合う (直面) 症状の軽減にとどまらず, 生き方を問う (自己実現)

めていくのであろうか。森田療法では生の欲望を行動への原動力にしていくが, 従来の CBT ではそうした点が技法上あまり明確になっていない印象もある。

　一方森田療法のキーワードは, 先に述べたように転換と受容と言える。すなわち, 不安と付き合う姿勢を促すことと, 生の欲望を原動力に外界への関与を促すことを同時一体的に行うことで症状からの脱中心化を図っていく (転換)。そして, この転換のプロセスの中で, 不安のみならずさまざまな感情を受けとめるといった受容を促していく点が最も特徴的であり, CBT との違いと言えるだろう。

2. 第三世代の認知行動療法との比較

　では, 第三世代と呼ばれる CBT との異同はどうであろうか。Hannan らが行った強迫性障害に対する Mindfulness-and Acceptance-based Behavior Therapy (MABT) では, 曝露反応妨害法にマインドフルネス・アクセプタンスアプローチを加える介入を行っている (Hannan & Tolin, 2005)。そこでは, 強迫観念を回避したりコントロールしようとする姿勢が症状を増悪させると考え, 強迫観念を無理に変化させずに思考や感情に注意を向け, あるものとして認めるよう促していく (マインドフルネス)。そして, "白熊" という言葉から

表8-2　森田療法と Mindfulness-and Acceptance-based Behavior Therapy（MABT）

		森田療法	MABT
〈共通点〉	問題の理解	悪循環機制 　はからい⇒とらわれ	悪循環機制 　コントロール（回避行動） 　⇒症状の持続
	不安に 対する態度	受容モデル（あるがまま）	受容モデル
〈相違点〉	受容の手段	身体を通した実感，体験的理解	言葉による説明とエクササイズ
	受容の プロセス	行動を通した自然な転換 　（不安の受容と生の欲望に 　従って行動する姿勢が同時一 　体的に促進される）	意図的な転換（マインドフルネス， エクササイズ）
	行動原理	日常生活の実践	症状賦活状況への曝露・反応妨害

　患者が自然とそれをイメージしてしまうことや，考えないようにしてもそれが浮上してしまうことなどのエクササイズを通して，思考は事実ではないことやコントロールできないことを実証する。さらに，"いじめっこ"などのメタファーを使いながら，コントロールできない強迫観念を回避するのではなく，できることを行うよう促していくのである。

　表8-2は森田療法とMABTの比較をまとめたものである（久保田，2011）。こうしてみると，森田療法とMABTでは，現実をありのままに認め，思考や感情に価値判断を置かずにそのまま受けとめることを促す，といった受容モデルを基盤に置いていることは共通する。しかし，MABTではエクササイズを通して「受容」を説得していくのに対し，森田療法では日常生活や行動を実践していく中で，思考や感情がおのずから変化することを体験し，こうした身体を通した実感によって受容が進んでいくことから，受容のプロセスでは違いがあると言える。こうして考えてみると，一見共通しているように見える「受容」という要素は，果たして同じものを意味しているのだろうか。

　第三世代のCBTとして昨今マインドフルネス認知療法やACTが注目されている。両者に対しても，先に述べたMABTと共通の問いが立てられるであろう。マインドフルネス認知療法では，マインドフルネス瞑想という特有の方法で，意図的に注意を払うことによって感情の気づきを促していく。また

ACT は，こうしたマインドフルネスやアクセプタンスによる感情の気づきや受容と，行動活性化を段階的に進めていくことが特徴と言える。一方森田療法では，自然に湧き起こる感情や，行動を介して生じる感情体験に焦点を当て，その自覚を促していく。森田は「感じから出発せよ」(森田，1974d) と述べ，時間が経てば腹が減り，ご馳走をみれば食べたくなる，これが感じであるとした。また，見るもの，聞くものにこころをとめていれば「感じ」が起き，それに手を出しさえすれば，感じが高まり，興味がわく，これを押し進めればいくらでも進歩があるとし，その感じを高めよと述べた (森田，1974e)。

すなわち，マインドフルネスのように感情をあえて観察することを主目的とするのではなく，患者が日々の生活の中で，さまざまな感情を自覚することが行動につながり，また行動が新たな感情体験につながるといった相互補完的な連鎖の中で，感情の受容が進むと考える。こうした営みの中で，すべてを思い通りにしようとしていた頑なな姿勢が，感情も含め，ありのままの事実を受けとめようとする柔軟な姿勢へと変化していくのである。

先のAさんは確認行為に長時間要している自分を惨めだと実感し，ようやくそれを切り上げようと試み始めた。これは患者が追及していた「納得」ではなく，「二の次」にしようとする感覚である。そして不安やさまざまな感情をそのまま受けとめることは，症状に閉じられた視界が解放される契機となっていく。Aさんの新しい体験はまさにそれを物語っている。このような身体を通した実感や体験は，CBT で学習するような「不安に慣れる」感覚ではなく，「不安はあっても何とかなる」感覚であり，また本来自分の力を生かすところは別のところにあったことに気づく感覚とも言える。これは「目からうろこ」「腑に落ちる」といった実感に近いものと言えるだろう。こうした感覚は，マインドフルネスのような「意図的に」「価値判断をはさまず」といったアプローチで得られる感覚とは異なるような印象がある。

最後に，治療が終結に近づいた OCD の患者の日記を紹介する。「遅かったねと言われても，まあいいかと思えそうな気がした。初めてのことだ。夫との関係でも，彼のいろいろ目につくところもまあいいかと思えるようになってきたら楽になった。他にも生活のさまざまな場面で，『まあいいか』と思うことで，ずいぶん生きやすくなった。経験が知らぬ間に積み重なってきたのだろう」。

この日記からも「まあいいか」と，良い意味で諦め，ありのままを認める姿勢が，生きやすさを生むと同時に，彼女を取り巻くさまざまな現実を受けとめる姿勢へと広がりを見せていることがわかるだろう。

Ⅶ　おわりに——森田療法が目指すもの

　森田療法の理解と治療的変容のプロセスについて述べた。さらに，認知行動療法や昨今注目されている第三世代の認知行動療法との比較を通して，森田療法における"とらわれ"からの脱却の在り方や《受容》の意味について考察した。
　森田療法では，不安排除の姿勢を一時的に封じ込めると同時に，生の欲望を原動力に外界への関与を促すことによって，症状からの脱焦点化を図り，とらわれを打破していく。こうした関わりの根底にあるのは，「恐るべきを恐れ，注意し用心すべきをする」(森田，1974c) つまりできないことはそのまま受けとめ，できることに力を注ぐといった「事実唯真」(森田，1974c, 1974i) の姿勢であり，不安も欲求も，限界も可能性も事実をありのままに見ることを一貫して促す姿勢である。それは，症状排除のみに使われていたエネルギーの方向性を変えるといった転換を図る関わりであり，同時に神経質を生かすことに通じる。患者は，健康な欲求に着目する治療者に支えられつつ，さまざまな感情のみならず，ありのままの自己の受容を深めていくのである。

文　献

Hannan, S. E., & Tolin, D. F. (2005) *Mindfulness-and acceptance-based behavior therapy for obsessive-compulsive disorder.* New York: Springer Science + Business Media.
飯倉康郎 (2007) 強迫性障害の認知行動療法——曝露反応妨害法における治療者と患者のやりとり．精神科治療学，**22**(6)，639-646.
北西憲二 (2005) 森田療法の歴史．北西憲二・中村　敬 (編) 森田療法．ミネルヴァ書房，pp. 3-12.
久保田幹子 (2002) 強迫性障害の森田療法．精神療法，**28**(5)，554-561.
久保田幹子 (2009) 対人恐怖の森田療法．こころの科学，**147**，72-78.
久保田幹子 (2011) 強迫性障害の治療を通して．日本森田療法学会誌，**22**(1)；25-30.
久保田幹子 (2012) 森田療法における受容——体験を通した受容のプロセスについ

て．日本森田療法学会誌，**23**(1)，41-45.

久保田幹子（2013）森田療法における受容 2 ——どのような感情・体験が「あるがまま」の受容を促すのか．日本森田療法学会誌，**24**(1)，41-46.

森田正馬（1926）神経衰弱及強迫観念の根治法．森田正馬全集 2．白揚社，pp. 71-278.

森田正馬（1928）神経質ノ本態及療法．森田正馬全集 2．白揚社，pp. 281-442.

森田正馬（1974a）森田正馬全集 4．白揚社，p. 41.

森田正馬（1974b）森田正馬全集 5．白揚社，p. 188.

森田正馬（1974c）森田正馬全集 5．白揚社，p. 221.

森田正馬（1974d）森田正馬全集 5．白揚社，p. 406.

森田正馬（1974e）森田正馬全集 5．白揚社，p. 425.

森田正馬（1974f）森田正馬全集 5．白揚社，p. 581.

森田正馬（1974g）森田正馬全集 5．白揚社，p. 710.

森田正馬（1974h）森田正馬全集 7．白揚社，p. 62.

森田正馬（1974i）森田正馬全集 7．白揚社，pp. 586-587.

中村　敬（2007）認知行動療法の新しい流れと森田学派の立場．日本森田療法学会誌，**18**，45-50.

Salkovskis, P. M.（1996）*Trends in cognitive and behavioural therapies.* Wiley. 坂野雄二・岩本隆茂（訳）（1998）認知行動療法——臨床と研究の発展．金子書房.

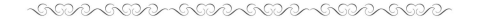

謙虚になることで見えてくるもの

　大坂なおみが，全米オープンに続いて全豪オープンで優勝した。第2セットでマッチポイントを握ったときには，そのままの勢いで勝利を飾ると誰もが思ったであろう。私もその一人であった。しかし，クビトバの逆襲が始まると，大坂はミスに苛立ち，焦り，ついにセットを失い涙を流した。まさに，自滅したのである。多くの人は，このまま負けるのではないかと危惧しただろうが，第3セットの彼女は別人であった。ポイントをとっても失っても感情を表に出さず，一球一球に集中し，そしてついに勝利を得たのである。このときの心境について彼女は次のように語っていた。「勝つ前に，勝ったと思ってしまった。現実と向き合わなければ」「眠れなくなるような後悔はしたくないと思った。自分はナンバーワンのプレイヤーと戦っている。謙虚になって自分の力を出そうと思った」と。

　こうした彼女の姿勢を，怒りの制御（コントロール）に成功したと表現する海外記者もいた。しかしそうなのだろうか。私は，彼女の"謙虚"という言葉に変化の糸口があるように思う。

　「勝ちたい！」という強い気持ちは勝負において必要なパワーである。しかし，それが過信や力みになってしまったとき，思ったようにいかない現実は非常に受け入れ難く，落胆・焦り，苛立ちを生み，さらにそうした感情に翻弄されてしまうだろう。大坂なおみは，ほんの数分の間に「謙虚になること」でその渦から抜け出した。それは，「勝ちたい」という欲求のみで押し通すことをいったんやめ，相手の力を素直に評価し，何より後悔したくないという自らのこころに誠実に向き合うことによって得られたのだと思う。そうした現実を見ることで，「今やるべきことは自分の力を精一杯出し切ること」と目標を切り替えられたのであろう。言い換えれば，傲慢さから謙虚さへ，自己中心的な欲求から他者に対する敬意へと転じることで，さまざまな感情もそのまま受けとめられることができたのだと思う。こうしたスポーツ選手の姿勢を見るにつれ，悩みに翻弄されている人々の回復のあり方に共通するものを感じる。そしてそれは，精神療法家（心理療法家）に必要な姿勢とも通ずるように思うのである。精神療法家（心理療法家）にできることは何か，そしてそれは誰のための，何のための介入なのか。こうしたことも「謙虚になること」によって見えてくるものではないだろうか。

第9章

日常臨床と精神分析
―― 懐に抱く ――

髙野　晶

I　はじめに

　2017年5月，私は神戸の地でJapan Psychotherapy Weekに参加することになった。といささか意気込んで記すのは，精神分析担当の私は普段精神分析カルチャーの空気を吸い，その水を飲んで暮らしており，他領域の精神療法に触れる機会があまりないため，とても新鮮な気持ちになっていたからである。
　その心持ちを残しつつ本章を書き始めたい。まずは，私の精神療法との関わり，そして精神分析との関わりについて述べることが，この2017年度のJapan Psychotherapy Weekのテーマであった「一か多かUnity or Diversity」を語る糸口になるだろう。
　私は医学部を卒業し，2年間の内科研修の後，東大心療内科に入局した。入ってみてわかったのだが，心療内科で扱う疾患は多種多様であり，治療法に関するセオリーは多種というより乱立していた。そこでは摂食障害を治療することが多かったので，行動療法と家族療法的面接はほぼ必須であった。また，こだわりの強い症例には，森田療法的対応の心得も必要であった。当時の医局では，箱庭療法やら，ゲシュタルトセラピーやら，バイオフィードバック，自律訓練などいろいろな方法に取り組むことが奨励されていた。そのような自由放任的な雰囲気のなか，私も外部にいろいろな技法を学びにゆき，臨床実践することを通して，ごく入り口ではあるがそれぞれの治療法の持ち味や切れ味の片鱗を知り，それぞれへの敬意をもつことになった。

学び先の一つとして，「精神分析セミナー」という2年間のコースに通うことが医局員としては当たり前のようになっていたので，私も何となく右に倣って通い始めた。このセミナーは，日本の精神分析ムーブメントを牽引していた小此木啓吾以下，慶応大精神科系の主催によって始められた大学医局講座を越えたセミナーで，通算40年続いたものである。

　精神分析に関心をもつ者には大きく分けて二つのパターンがあるといってもよいだろう。一つは，精神分析を人のこころを理解するための思想として敬愛するタイプであって，思春期の頃から哲学を好むような人々も珍しくはない。もう一つのタイプは，臨床の中で患者との関わりや治療をもっとわかるようになりたいというモチベーションから志向する。私は，間違いなく後者であった。心療内科初心の頃のある症例の行き詰まりの打開のために精神分析的な指導を受けたことがきっかけとなって，セミナーのぼんやりした受講生の私は，徐々に能動的に学ぶ姿勢をもつようになっていった。以来，症例のスーパービジョンや教育的なセラピーといったトレーニングも含め，30年あまり，精神分析的なことを学んだり実践したりすることは途絶えることがなく現在に至っている。上記のように，必要に迫られてさまざまな治療法に触れた結果，その意義深さを感じる一方，私にとっては精神分析がホームグラウンドであり，どういう仕事をしているときにも，精神分析的なものの考え方が底辺を流れているともいえる。

II　統一か多様性か

　精神分析的な精神療法の支柱となる要素は，無意識の探究・中立性・転移／逆転移の分析などが挙げられる。これらはかなり独自性をもったもので，治療のための道具としての治療者自身の精度を高めることが訓練であるともいえる。よく引用される Freud (1919) の喩えは，純金と合金である。精神分析を純金に喩え，人口に膾炙するための妥協案として直接暗示という要素が加わることを合金と呼び，そのようなあり方はあくまでやむを得ないものであって，重要なエッセンスそのものは精神分析から援用しているのだと述べられている。それから100年あまり経ち，Freud が週6日寝椅子を用いて行っていた精神分

析から派生して，週1回ないし2回対面で行う精神分析的精神療法が育まれ一般化している。そこでも治療指針には暗示的あるいは指示的要素は基本的には排されていて，前述の支柱を抱いていることには変わりない。

したがって精神分析／精神分析的精神療法は，仮にほかの精神療法との統合に向かわせるとなると，根本原理と相入れなくなり，統合にはなじまないと思われる。では，精神分析は孤高を旨とするのだろうか。精神分析／精神分析的精神療法がそれ自身として行われるためには，スタンダードなスタイルはあくまで維持されるであろう。むしろ，さまざまな種類の治療的営みが行われるとき，人と人の関わり合いや人のこころの動きを理解するために，精神分析が培ってきた人のこころのとらえ方が基礎的な枠組みの一つとして，大いに役に立つと考えられる。さまざまな医療が解剖学や生理学をもとにしているように，人のこころを考えるところに精神分析的な概念は一種の基礎になるものだといえよう。この点については後述するように岩崎（2008）がすでに論じている。

そのようなわけで，本章では，精神分析的な精神療法そのもののことよりも，私が日頃携わっている精神科日常臨床に精神分析的なものがどう与るのか，ということを述べようと思う。

Ⅲ　Freud に始まり現代に至るエッセンス

とはいえ，精神分析の概略に触れないわけにはいかない。

そもそも Freud はウィーン大学の神経組織学の研究者であった。彼が臨床神経学つまり神経内科学の臨床の世界に足を踏み入れた19世紀末ウィーンには，原因不明のはなばなしい症状を呈するヒステリー患者がごろごろといたのである。彼はまずはこのヒステリー患者たちへのアプローチとして精神療法の研究に入っていった。

やがて Freud が確立した精神分析は，カウチを使った面接で，患者に頭に浮かぶことを取捨選択なく語らせる自由連想という形をとった。ロンドンのフロイトミュージアムにある，彼が使っていたカウチを図9-1に示す。彼は無意識というものが存在していると考えるようになり，その精神生活への影響がい

210　第四夜　精神療法を活かす

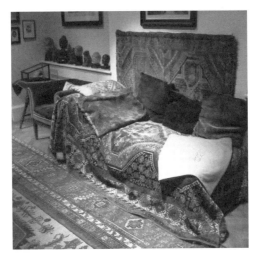

図9-1　フロイトの使用していたカウチ

かに大きいかに思い当たった。この直には触れることのできない無意識に間接的にアクセスする方法として，自由連想の内容や夢の分析を行う方法を編み出した。この方法は今も踏襲されている。現在日本の精神分析的臨床の主流となっている週1回の精神分析的精神療法では，対面で行われることが多い。いずれの場合も，セッションの時間は45分か50分となっている。

　精神分析の理解をごくシンプルに示そう。人には甚だしいこころの揺らぎに圧倒されることを防ごうとする機能（防衛機制）があって，その機能の出来不出来の具合は，自分自身や相手の見え方や関係のもち方に偏りを与え，ひいてはさまざまな症状をもたらすことになる。生まれもっての気質（生物学的要因）と，幼少時の養育関係（環境的要因）があいまって，こころの揺らぎ加減や防衛機制の不具合，すなわちこころの成熟の不全やひずみが時間をかけて育って臨床像に至るということになる。それらは人と人が交流する局面で最も顕著に現れる。

　ではそういった問題を「どう」扱うのだろうか。患者が語る内容から，セラピストが第三者として「あなたにはこういう問題があります」という教唆をすることは，行うことはあっても，現代の精神分析的臨床の主力とはならないと

考えられている。むしろ，患者のもつパターンは，治療の関係の中に再現して
くることを念頭に置くことになる。つまり，患者は here and now の今の治療
関係で起こっていることと通底する情緒状態をもっているという理解をもつ。
例えば他者への怒りを抑圧してそんなものはないことにしていることがテーマ
となっている患者が，治療者の休みの前のセッションに遅刻してきて，なぜか
今日はいつもの電車を逃してしまったと説明したとしよう。治療者は，それま
での患者理解をふまえつつ「あなたは私が自分の都合であなたを置いて休むこ
とに怒りを抱きながらも，それをぶつけると私から見捨てられてしまうことを
恐れて，何事もなかったようにしようとしている」というようなことを解釈と
して伝えるだろう。これらは，患者がこれまで繰り返してきたあり方がここで
再現されていることを示す解釈であり，患者が我知らず閉じ込めていた情緒に
光を当てる営みなのである。このような局面をはさみながら，自由連想〜解釈
を繰り返していく，こういった転移解釈を中心とする作業が精神分析的な精神
療法の推進力となる。日常臨床ではそうそう踏み込まないような領域である
し，精神分析的な治療設定をもたずに踏み込むことは混乱を招くような営みな
のである。

Ⅳ　精神科日常臨床と精神分析的観点

さて，ここから精神分析的な精神療法そのものを離れて，精神科日常臨床に
精神分析的観点が加わる，という本題に入る。

ある症状を訴えてきた患者に対して，臨床家それぞれは，その患者がどのよ
うに生まれ育ち，生きてきたのか，つまりその人の歴史性を経糸として考える
ことになるであろう。そして，その中でどのような関係を築いてきたのか，が
緯糸になる。眠れないから薬が欲しい，といって受診してきた患者に対して，
結果的には睡眠導入剤を処方するかもしれないが，まずはどういう種類の睡眠
障害なのか，基礎疾患はないか，誘因や助長する因子は何か，といった当たり
前のことを探索するだろう。その際，必ずしもすべてのケースにおいて生育・
発達歴や対人関係・環境について詳細な問診をするわけではないが，この人は
なぜ今ここを訪ねてきたのだろうか，と考えつつ，手元にあるデータを経糸や

212　第四夜　精神療法を活かす

緯糸として織ってみたりはする。

　精神分析的にいえば，経糸として理論的に役立つのは，第一には精神－性的発達論で，人のこころの発達を乳幼児期以来の身体的性的な発達と分かたずにとらえていくものである。第二には，ライフサイクル論であり，乳幼児期から老年期までそれぞれの年代にある発達課題を越えて人は生きてゆく，という考え方である。患者がこれらのどこでつまづきを生じ，その結果として病理的な現象を抱えているのかを把握する。

　また，緯糸である関係のもち方については，パーソナリティの機能がその基軸となる。これを考えるにあたり，一人の患者のパーソナリティには健康な部分と病理的または機能不全な部分がある，という観点が有用である。対人関係でその人に特徴的な困難が繰り返し起こっていないかをまず見出し，パターンをつかむ。こういった困難に関しては，日常臨床においても治療関係の中で同じパターンが繰り返されることがしばしばある。知らず知らず繰り返してしまうこういったパターンは，おそらく患者の幼少期からの体験と関わりがある。通常臨床家は日常臨床においては，直感的にこうした繰り返しに深入りしないように進路をとるだろう。一方，精神分析的に進めるならば，そのパターンの認識が的確になり，さらに患者のパーソナリティの中に，こういった傾向をとらえて，ともに考え問題解決に向かうような同盟を組める部分を探すことになる。この二つの態度の間のどのあたりに位置していようとするか，それを臨床家は慎重に定める必要がある。あるときはあちら，あるときはこちら，という中途半端は混乱を招く恐れがあることを銘記せねばならない。

Ⅴ　懐に抱くこと

　精神分析的な訓練を重ねると，精神療法における見立てや治療のスキルはそれなりにアップする。しかし，それだけでなく，日常臨床においてもいわば「懐に抱く」ものができてくるように感じる。

　精神分析的な訓練というのは，系統講義を受けたり文献書籍から学ぶこと，精神療法を行って，個人ないしグループスーパービジョンを受けたり，症例検

討会に参加すること，そして自身が精神分析的なセラピーを受けること，など，各方面にわたり，年余の継続が本意ということになっている。それらをすべてまっとうしないと，「懐に抱く」ものは産まれないのか，というと，そういった悉無律的なことはなく，得られるものは経験や個人に応じてさまざまある。別の専門領域の第一人者である精神科医が，転移と逆転移，防衛機制，治療構造といった精神分析的な概念を，患者との関係におけるエッセンシャルな項目として挙げている（松永，2015；矢部，2015）ことは注目に値する。ここには，「共通基盤的な基礎要素として挙げられる精神分析的なエッセンスは臨床の傍らに必要なもの」という認識をあてはめることができる。

　一方前述のように，精神分析的な訓練は身体に染み込ませるような訓練の要素も含んでいる。このような形での経験は，懐の奥に抱く，さらにいえば血肉となって，われわれを支えるという表現ができるだろう。

　ここで，精神分析家であり，かつ精神科医である臨床家たちの発言を見てみよう。

VI　精神分析的な要素の意義

1．精神科臨床場面での知識・技術の能動的な使用

　衣笠（2005）は，精神分析的関わりを必要とする患者群および状況を具体的に挙げた（表 9 - 1 ）。ここでは精神分析的精神療法の重要性を中心に述べてはいるが，そうした個人精神療法以外の場面において，精神分析の知見を柔軟に応用することに言及している。面接室の中だけで使われていたものを，応用する場面がたくさんあることを具体的に示している。

　また岩崎（2008）は，「精神分析は症状の基礎にはたらく精神力動を理解，把握するのに必須」であり，「内科学における病態生理学や病理学などの基礎学問にも相当するものである」という理解を述べたのち，「精神分析は，構造化された精神療法のみでなく，より日常的，例えば一般外来における精神科診療や，入院患者に対する精神科臨床の場でも重要な役割を果たす」と記し，より広く日常的な臨床の場で，精神分析的な理解をもってあたることの意義を強調している。

表9-1　精神分析的精神療法／精神分析的視点を必要とする患者・状況（衣笠，2005）

1）児童・思春期・青年期の患者群：発達論的視点
2）成人のパーソナリティ障害：チームや家族との連携も含む
3）家族病理
4）学校に関する問題：コンサルテーション
5）職場に関する問題：慢性うつ病，依存など
6）リエゾン
7）リハビリテーション：グループダイナミクス
8）PTSD

　これらから，精神分析的な知識や技術は，精神医学臨床に能動的に用いられる場合にも有用性を発揮する，といった意味合いを読みとれるだろう。
　続けて岩崎は，このための「理論，技法の学習に際しては，週1回前後の構造化された精神分析的精神療法の経験と，それについてスーパービジョンを受ける経験が大いに役立つ」として，訓練の意義を語っている。

2．精神科医の体験する嬉しさ・幸福

　岩崎（2004）は，「精神分析を学ぶということ」と題し，次のようにも記している。「私が精神分析，ないし力動精神医学を学んだことで，とてもありがたく，また嬉しいと感じるのは，患者と面接をしているとき，あるいはスーパービジョンや症例検討会などで，その患者についての精神分析的な理解が深まって，その結果，患者の精神力動や治療関係について，それまではバラバラの情報でしかなかったものが，皆関係をもち，相互につながって見えてくるという臨床的な体験が得られることであります」。ここで述べられているのは，1.のように精神分析的な知見を使用して有用である，という意味合いよりも，臨床の場におけるわかることの喜び，充実感といえるかもしれない。
　ここで岩崎は一般外来においてとは言っていないのだが，そこまで含めてもよいのではないかと私は思う。実はこういったことは精神分析を学んだ医師にとって日々の糧となっているといえるのではないだろうか。精神分析カルチャーに親しんでいる医師といえども，その仕事の時間の大方を精神分析的なことに費やしているわけではない。私自身についていえば，臨床の時間の65％は一

般外来であり，35%が精神療法である。一精神科医として一般外来の中に在るときにも，患者や病態がより陰影をもって見えてくる，わかってくることは，ひっそりとした喜びになっている。このような点は高らかには論じられないし，研究論文になりやすいものでもないが，臨床家として生きることに資する，認識されるべきものだと私は常々考えている。

藤山（2010）は，精神分析的な臨床の「幸福な瞬間」という表現を使っている。それは構造化された精神療法における体験はもとより，一般臨床においてもありうるもので，「ふつうの精神科外来での実践が精神分析という文化を内在化することで幸福なものとなってゆく」と表現されている。その「幸福な」と呼ばれる瞬間には患者の見え方がまるで変わり，新しい患者についての知識が生まれる――すなわちパラダイムの変換が起こるといっているように見える。そこにはプロセスがあって，①治療者は患者との間で自らが抱く情緒を自分のこころの中にとどめ，十分に体験する，②その後幸福な瞬間はひとりでに，気づかれることなく来る，③その瞬間，ある考え，理解，ストーリーがあちらの方から去来する，と考察されているのである。精神分析的精神療法においては，治療者が患者の情緒や思考の受容器官となり，治療者機能によってそれらがコンテイン*¹され，新たな文脈が生み出されるという流れが重要な変化をもたらすものだが，そういったことの欠片は一般臨床でも生起する。

藤山と岩崎の表現の共通点は，このような結果は治療者が能動的に造り出したり見出したりするのではなく，どこからかやってくる，というあり方だといえるだろう。幸福というと言い過ぎな感じもあるかもしれないが，「ああそうだったのか」という満たされた思いといえるかもしれない。それは治療者が自己満足的に納得するのではなく，患者の側にも共有されうるようなものであろう。このあたりは後で症例を通して再び述べることにする。

＊1　主体がこころの内容物を保ち得ずに，無意識的な交流によって対象のこころの中に排泄したとき，対象のコンテインする機能によってそれが保たれ，もち堪えられるようなものに変換され，再び主体に戻される，という仮説を Bion, W. は提唱した。

3．精神科臨床の構えのゆとり・豊かさ

　さらに藤山（2013）は，精神科医がある時期精神分析的な臨床経験や訓練を体験することは，以下の4点における貢献を通して，臨床的構えをゆとりある豊かなものにする可能性について論じた。私がそれを要約し，例を追加してみた。

①動機づけへの着目：患者が何のためにどのようなことを求めて来院しているのかについての意識的無意識的な動機に関するデリケートな判断を，より正確に行うようになること（例：不眠，抑うつなどの症状は露払い的な役割であって，その背後には本人が人生の行き詰まりと思うようなことを抱えていることに目を向ける）。

②治療設定への着目：精神科医療はどんな場合でも必ずある設定をもつ対人関係を供給しているという認識をもち，その手続きに敏感で自覚的になることで臨床場面を有効にマネージするようになること（例：設定の恒常性を維持し，患者との関係の距離を一定に保って，不用意な患者の退行を防ぐことを意識する）。

③過程の中でパーソナルなこころをつかうことへの着目：逆転移の利用をはじめとして，自分のパーソナルなこころを道具として使用することによって，つまり現場での自分の情緒を十分に体験し，味わうことを通して他者のこころを知ること（例：治療者がなすすべなく無力に感じることがあった場合，患者の中の無力感が投影されたものを感じている可能性を考える）。

④医学的モデルを相対化すること：精神科臨床において客観的データ，実証的データだけで診断と治療を行うことの限界と主観の必要性を排除できないことを知ること。

　これらの論述においては，精神分析の「理論や技法を使う」とは表現されておらず，「精神分析的な経験や訓練から受け取ったものが影響を与える」と表現されていた。

Ⅶ　精神分析的な訓練と素養

　私はこうして体得した要素を，知的な習得にとどまらない精神分析的な「素養」と呼べるのではないかと考えている。「素養」を広辞苑で引くと，「平素の修養。かねてから学びおぼえたこと。かねて養った力」とある。例としては，茶道，剣術，漢学がよく挙げられる。つまり，知的理解だけでなく，身体を通して繰り返し年余にわたって訓練して身につけたという意味が含まれることがわかる。また，そこには何らかの理念があり，その真髄が訓練した者の思考や心性や行動におのずと表れるものでもある。ここで精神分析的な訓練で得られるものを精神分析的な素養とあえて呼ぶのは，単なる知識の吸収だけでなく，身をもって体験し続けるという意味によってなのである。精神分析的な臨床経験と訓練がそのようなものであるところに，精神分析の特異性の一つもあるといえるだろう。

　それらは，臨床において精神分析的な知識や技術を能動的に使用する場合においても，また，より自動的に有用性が発揮されている場合においても，欠かせない条件であると考えられる。

Ⅷ　日常臨床における体験──総合病院

　ここで私自身の体験を振り返ってみよう。私は 19 年ほどの間，総合病院臨床において「より広く」精神分析的な知識や技法を利用することを意識して臨床にあたっていた。私のコンサルテーション・リエゾン活動の場は主に救命救急センターで，そこでの仕事はもっぱら「自殺未遂患者のマネジメント」(髙野, 2007) であった。救命救急センターで患者の語りを聴くことの第一の目的は，診断から処遇決定および実施まで「事態を何とかするため」に，患者に協力をつのることであった。もちろん患者のこころの痛みに添う努力をするのだが，まずはこれからのこの患者自身の容れ物を具体的に整備しなければならないのである。そのためには精神分析的な介入はあえてせず，現実指向的な流れを作ることが必須であった。しかしそうしながら，自分の中の精神分析的な理

218　第四夜　精神療法を活かす

解の枠組みはおのずと作動を始めていると感じていた。私はこの総合病院で過ごした期間に精神分析を学び始め，精神分析的精神療法の一連の訓練を終えていた。それにともなって，おのずと作動する精神分析的素養は少しずつ確かさを増したと思う。そして総合病院の臨床全般において，その素養に自分自身がずいぶん支えられていたといえる。くる日もくる日も ICU で自殺未遂患者やその家族と会い続ける中でも，その営みに発見があり，救急医学科のスタッフたちと信頼のある作業同盟が築けたのは，この精神分析的素養のおかげだと思っている。

IX　自殺に関する精神分析的観点

　私はこの間，自殺そのものを理解するのに，精神分析的な方向からの知見を取り入れていった。精神分析理論は欲望だけでなく，人間の中の破壊的な本能に対しても光を当ててきている。米国自殺学会の元会長の Maltsberger（1986）は，自殺に関する精神分析領域の第一人者であり，精神力動的定式化の有用性を主張している。すなわち，ある個人がどのような要因の組み合わせによって意識的無意識的に自殺に動機づけられていくのか，という観点である。これは自殺の危険の評価，入院適応の決定，治療計画，退院の決定，精神療法の計画などについて，検討する手立てとなるものといえる。

　彼は，自殺に陥りやすい傾向は，過酷な超自我が緩和されず発達過程で十分な自己統御の構造を発展できなかったために生じると述べる。その脆弱性を何とか代償していた外部の援助源が失われたときに，人は自殺に歩み出すという理論を基本に置いている。孤独や絶望といった心的苦痛を統御する能力は，発達早期の母子関係における自己充足感，自己の価値観などを内在化することを通して育まれるものである。そうした内的資源に乏しい人々が，寄る辺としている外的資源が失われたときが危機となる，というメカニズムである。したがって，自殺の危険に関しては，幼少時を含めた全生活史の把握と，援助源の如何の評価検討を精神力動的に行うことが必要だと述べている。

　つまり，自殺未遂後の患者について得るべき情報は，精神医学的診断に必要

表9-2　自殺と逆転移（Maltsberger & Buie, 1974）

防　衛	治療者の意識的幻想	治療者の感情	治療者のありうる行動化
世話，抑圧	殺人，責め苦，拒絶	憎しみ	わずか
憎しみの抑圧	逃避願望，集中困難	不安，不穏，共感不全	時計を見る，いらいら，軽い拒絶
憎しみが自己に向く	やめたい，自己卑下，自殺の可能性	無価値，希望がない，不適切	他所へ紹介，価値下げを甘受
反動形成	助けたい	助けようと切迫	過剰な介入
憎しみの投影	患者に殺されそう	恐れ	拒絶，強制措置
歪曲，否認	救いがたい	あきらめ	拒絶
急激な防衛破綻	患者と治療者の死，災害	恐れ，怒り，絶望	逃避，硬直

なものだけでは十分ではないということだ。私はこの理論によって，何を聴いてゆけばよいのか，指針がもてたと思う。

　またMaltsberger & Buie（1974）（表9-2）は，自殺傾向のある人に関わる援助者の中に生まれる独特の逆転移感情を初めて明確にしたことでも知られている。それは，拒絶，不安や絶望，救済願望，憎しみや怒りなどさまざまであって，援助者の逆転移が意識化されないままでいることによって，適切な対応がとれないという危険が想定されている。私の臨床現場においても逆転移が湧き起こってくることは避け難いものだったが，それを理論的に把握しているだけでも，自らを行動化に向かわせる圧力に意識的になることができて，自殺傾向のあるケースに関わる際の消耗に耐えやすくなったといえるだろう。

X　症例から考える

　ここで，一般外来の症例を通して「精神分析的な素養」について考えてみたい。

1．初診
　Ａは大学2年の春に私の初診外来を受診した女性で，制限型の神経性食思不

振症の患者である。高校入学後から 46kg あった体重が減り始め，高 2 で激減して近医にて治療が始まった。その後 32kg 台になると，学校の休みを利用した 1 カ月の入院を 2 回経ているが，いくぶんもち直してはまた減少という経過であった。大学理系学部入学後もはかばかしくなく，生活環境に合わせた通院先を求めて母親とともに受診した。

　Aは初診時 158cm，34kg（BMI 13.6）とやせは明らかで，表情は固く乏しく言葉少なく，外見は高校生のようだった。病識は一応あるものの肥満恐怖もあり，これまでの経過を見れば容易に回復するとは思えなかった。

　しかし，Aは自ら発症以来の体重変動を折れ線グラフにして持参しており，質問には的確に答え，問診票にも体重について葛藤的である悩ましさを詳細に記している，という風に，困難への援助を求める姿勢が感じられた。これは徹底的にやせを追求する中核的な摂食障害とは，いささか異なる感触であった。

　学童期までたびたびの周期性嘔吐症が続いたことや，初経発来をみないままに発症していることから，年齢に比べて身体の発達が停滞気味であった可能性や，恐怖症パーソナリティをもつ病態（松木，2008）がからんでいそうなことを私は思い浮かべていた。

2．両親面接

　改めて両親面接を行った。両親は理系の同級生カップルであった。母親は当初，出産後に仕事を再開したいと考えていたが，一向にAの手が離れず，結局断念したという。今もってAには友人が少なく母親に密着気味であるようだったが，母親はそれでもAを拒絶せず，Aの分離にまつわる不安を察知しているように思われた。歳の近い大学生の姉は大柄で活発であり，Aはコンプレックスをもっていたとのことだった。Aは両親の好みの影響も受けて芸術系の英才教育を受け，そちらへの進路も考えたが限界を感じ，理系に進路を絞ったのだがその頃から症状が始まったという経緯も明かされた。

　両親はある程度の病気の理解はもち，無難な対応がなされている印象であった。

3. 治療経過

体重に関する対応は欠かせない状態であったため，私は，基本にごくゆるい行動療法を敷いた。すなわち入院や休学に踏み切る限界の体重を決め，Aが希望した短期海外研修に対してはクリアすべき体重を設定した。

Aの通院は通学の都合で2～4週に1回であった。大学でAは慣れ親しんだ芸術系のクラブに入っており，そこでは過活動気味で，初診後1年あまりは制限を勧めても一向に聞き入れなかった。臨床心理士による心理療法を勧めてみたが，結局退けられた。体重の増加はほとんど見られず，摂食障害にありがちな膠着状態の態と思われ，このままじり貧状態に近づいていくことも懸念された。しかし，Aはゆるい行動療法の枠を外れることはなく，しばしば摂食障害患者にあるように，体重をごまかしたりしてこちらを欺くことはなかった。危機的までにはならないこの状態が保たれるうちは，一度敷いた行動療法の枠を動かさずにじっと待ち続けてみることになったのである。

ところで，Aは初診以来毎回母親と一緒に入室していた。この年齢でいつまでも同席というのも困ったものだと思ったが，母親の態度は控えめで，私はいますぐひきはがすこともないと考え，そのままにしてみた。一方，単独のAとも向き合ってみたいと思った。そこで，まず母親同席で経過報告を聞き，次に母親に退室を促し身体の診察に移り，必ず体重*2と血圧を測り，ついでにAと少しやりとりをする，時間にして20分ほどの診察を行っていた。計画的に行ったというより，やってみたらこれがよさそうな感じがしたのである。

膠着状態のなか，クラブを休めという私に対し，Aは訥々と抵抗した。その語りを聞いていると，彼女にとってのクラブは過活動の場だけではなさそうに思えてきた。秀でた技術をもつ彼女はクラブで頼られるようになっているようだった。親しめる人の少ない彼女が，自分の存在意義をそこで感じていることがだんだんわかってきた。

そしてあるとき，彼女は初めて一人で入室したのだった。その瞬間に彼女が

＊2　体重は測定条件を一定にするために下着で測った。そうでないと，限界の体重設定の意味が薄れる。私が彼女と同性の医師であることによってこのような手順を一人で行うことがやりやすくなっていたという状況はここにある。

ある種の決意をもってそうしたことがわかった。私は来るべきときがきたとそのとき感じ，当たり前のようにそれを受け入れた。その後ずっとAは単独で診察を受けるようになった。

　後からみればこの時点から，体重はゆっくりと安定した右上がりの線を描くようになっていった。また，彼女は運転免許取得やアルバイトなど，年齢なりの家から離れた活動を始めた。

　もう一つ注目に値したのは，この頃彼女が月経に関して言及したことである。無月経の治療は以前一時的に受けて中断したままだった。

　彼女はある回に陰部の痒みについて相談し，私は婦人科受診を促した。婦人科治療によって痒みは治ったものの，そこでは無月経に対する今後のホルモン治療を勧められたとのことだった。Aは，「無月経の治療をしたいと思っていなかった。今も赤ん坊を生むとは思えないし，性格的に母親には向かないし，面倒だ」と実に不本意そうに言った。私には，Aはそう言いながらもどこかで不全感を抱いているように感じられた。私が伝えたのは次のようなことである。Aの今の問題は赤ん坊云々よりも手前で，他人と親密になることだから，赤ん坊といったってぴんとこないのは当たり前。ただ言っておくが，母親になるのは一人でする仕事ではないこと。また，ホルモンの不全状態は妊娠云々とは別に身体全体にとってマイナスだから，治療はした方がよいと思うし，受けようと思ったら言いだすように，と。それから10カ月後，彼女は無月経の治療を求め，紹介により婦人科を受診した。私はAが自らの不全感を十分に自分のものとして対応を始めるのを待ったことになる。

　Aの一家の転居によって，私のところでの治療は，体重が5kg増えた頃2年8カ月で終えることになった。この頃彼女は研究者を目指しており，大学院への進学が決まっていた。最終回の1回前の診察でAは，姉の妊娠が突然わかり急に結婚することになって家はごたごたしている，と言って珍しくにっと笑った。それは初めて見せる印象的な，「ほんとは私だってそういうことに興味津々」という表情であった。

4．症例の考察

　私はこの症例において精神分析的な技法を用いた治療をしようと思ったこと

はない。両親はある水準の健康度をもった人々であった。Aは，破壊的な病理的自己愛が強力でとりつくしまのないタイプの中核的な摂食障害というより，精神－性的発達の思春期の手前でつかえているらしいこと，つまり発達の促しによってことが展開するであろうことはうっすらと思い描いていた。とはいえ，いつどうしたらよいかは定かでないまま診察の設定を保って待っていた。この待ちを支えたのは，精神分析的素養であったと思う。精神分析的な臨床実践のかなりの部分は待つことによって成り立っている。長い沈黙——あるときはセッション全体に及ぶような——を待つこともある。何をどうやって待つのか，待つことに意味が孕まれるのはどういうときか，これは精神分析的な訓練の中で体得していくものだと思う。

　次に，ささやかな「幸福な瞬間」を挙げてみると，まず，Aが初めて一人で入ってきたときである。いま改めて言葉にしてみるとそのときの私の思いは，「そうか，一人の歩みを始めたということか」ということであろう。彼女の中の心細く母親に頼っていたい部分と，自分なりの歩みを始めようとする部分がせめぎあった状態から，おずおずとテイクオフした様子が見えた。ここで私が一人で入ったことをほめるようなことをしなかったところは，精神分析的な姿勢が現れているといえるかもしれない。年少者との治療においても，治療関係の中で発動するのは，患者の内発的な発達への志向性であるべきで，その道のりに帯同するのが治療者であると思う。道のりの険しさは患者によってかなり異なるものだが。

　もう一つ「幸福な瞬間」を挙げるなら，治療の終わり近くに彼女が姉の妊娠を語ってにっと笑ったときである。いうなれば，生き生きしていることや性的なことに彼女はようやく刺激を受け，それを受けとめたらしいという理解がよぎったということができる。

　次に精神分析的素養の影響について，藤山（2013）のまとめた4点をあわせて考えてみると，Aの治療においては，特に，②治療設定への着目と，③過程の中でパーソナルなこころをつかうことへの着目が思い当たる。一般外来は余裕がないといっても，個々の患者の治療設定をどのようにデザインするかには，臨床家が工夫する余地が何がしかある。臨床家がどのような構えで患者を迎え入れるかは設定に反映される。ある設定を提供し始めたなら，それは小さ

くてもやはり患者がこころをもってくる容れ物になるのだと思う。その中で短い時間であっても治療関係の中の交流は起こり，治療者の知的理解もこころを使う理解もあわせて臨床が織りなされていくものであろう。

体重増加という数値化できる結果と食行動の是正という観察可能な事象だけを目指し，それが得られただけなら——摂食障害の治療ではそれも重要なことではあるが——私はこのかなり昔の治療をいま懐かしく印象深く思い起こすことはなかったような気がする。それらを裏づけるようなこころの成長発達のある部分をいつもどこかで感じ，考え，理論と照らし合わせていたのが精神分析的な素養による営みであったろう。

XI 思春期・青年期について

症例の理解に添って，思春期・青年期というテーマについて述べてみよう。
地域の医療機関には，そこが思春期専門でなくても，思春期・青年期患者が受診する。彼らはしばしば薬物療法が最適ではなく，またすべてのケースが精神療法に適しているとは限らない。限られた日常臨床の時空間の中で何ができるかが問われるところである。思春期専門外来に紹介するといってもその数は限られ，患者たちが学校適応しているなら，遠い通院を生活に組み込む余地も限られている。地域の医療機関は患者の現実生活を維持するというベネフィットのために，せめて思春期ぐらいの年齢はカバーしたいところである。

この年代は健康であっても安定しないものだが，診断を確かなものにするためには，見立てのための基本として標準的な成長過程を知り，そこからの逸脱を見ることが重要である。それは，成人の見立てをするとき，思春期発達の様相がどのようであったかを基礎項目とすることに通じる。

精神分析領域における思春期・青年期の発達のモデルは，Blos（1962）のものがよく知られている。身体的な発達と精神的な発達，社会的な発達を同一視野に置くのが特徴である。時代が下り，発達にもさまざまなバイアスが生じているが，今なお意義をもったものであるといえる。まとめると，以下になる。

前思春期は小学校高学年にあたり，第二次性徴は表面化していないが，身体的な

発達はその準備段階にあり，性ホルモン分泌が増えるとともに未分化な衝動性が高まる。異性の親から離れ出す。

　思春期前期は中学生にあたり，第二次性徴が発来し，分化した性衝動を体験するようになる。親から離れようとし，同性の友人を理想化するが，それは先々のアイデンティティ統合の端緒となる。

　思春期中期は高校生にあたり，性的なアイデンティティがまとまりだす。親への心的エネルギーを撤収し，それは自分自身や異性に向けられるようになる。親を疎ましく感じる。

　思春期後期〜青年期は大学生以降で終わりは一定ではない。アイデンティティの統合へ向かう。

　この発達の見地での中心課題は，性的な存在である自分を心身ともに受け入れること，親から離れて社会的な存在となることである。

　思春期・青年期の発達を見立てるためには，両親の関係や養育状況，思春期以前の集団適応，思春期に入り自らの第二次性徴などの影響に適応していけるか，異性や同性との関係をほどよくもっているか，そして青年期に近づき，性的な衝動と折り合って将来の自分を目指していけるか，親と距離をとり，異性の対象を選んでいけるか，など，注目すべき要点があり，私たちはそれを地図のように頭の中にもっていて，患者の今いる場所を探していく。そして治療の目指すところは，通常の発達のラインに患者が近づき，乗っていくことである。

　Aの場合，年齢にみあった身体的な性的発達がまだないうちに——つまり第二次性徴発来をもって始まる思春期にならないうちに神経性食思不振症となり，身体の発達は保留された。一方精神的には母親からの分離ができず，同年代の友人との親密な関係はもてないでいたといえるであろう。通常の神経性食思不振症は初経を経過し，思春期に入って以後発症するが，Aはそれとは異なった分離不安の強い恐怖症パーソナリティをもったタイプ（松木，2008）であって，治療によって発達は促され反応性はよいはずである，と推測されたのである。

　思春期・青年期の精神分析的な見方のメリットは，精神−性的発達の地図を

もっていることにある。患者のもつ精神 - 性的発達への信頼をもって，発達ラインに乗っていくという治療目標でやっていけるケースは少なくないように思う。そして親に対しては，思春期発達の教育と対応のガイダンスを的確に行うことが可能となる。

XII　おわりに

　精神分析的なものがどのように日常臨床に適応されうるかについて，精神分析的な経験や訓練によって培われる精神分析的素養という観点から，コンサルテーション・リエゾンや思春期・青年期臨床を通して論じてみた。

　臨床における素養にはさまざまなものがあるはずで，精神分析が特権的にもたらすわけではないと思う。それぞれは底流で通じ合っているようなところもあるのかもしれない。

　私が実感した精神分析的な素養とは，懐深く抱かれて，臨床家を内から支えるようなものである，といえるだろう。こういったことを考えてみるにあたり，精神分析プロパーの領域を出て，交流の中で共有できる言葉を探ることの得難い意義を私は感じる。

　このような機会を下さった井上和臣先生および，当日ご一緒した発表者や参加者の先生方に深謝申し上げます。

文　献

Blos, P.（1962）*On adolescence: A psychoanalytic interpretation.*　New York: Free Press. 野沢栄司（訳）（1971）青年期の精神医学. 誠信書房.

Freud, S.（1919）*Lines of advance in psycho-anlytic therapy.*　S. E. VolXXII. London: The Hogarth Press. 本間直樹（訳）（2010）精神分析療法の道 フロイト全集 16. 岩波書店.

藤山直樹（2010）幸福な瞬間について. 続・精神分析という営み. 岩崎学術出版社, pp.79-90.

藤山直樹（2013）精神分析的臨床経験と訓練が精神科臨床にもたらすもの. 精神神経学雑誌, SS662-668.

岩崎徹也（2004）精神分析を学ぶということ. 精神分析研究, 48, 1-7.

岩崎徹也（2008）精神医学と精神分析. 精神分析的精神医学, 3, 17-27.

衣笠隆幸（2005）今日の精神医療と精神分析. 精神分析的精神医学, 1, 1-7.

Maltsberger, J. T., & Buie, D. II. Jr. （1974） Countertransference hate in the treatment of suicidal patients. *Arch Gen Psychiatry*, **30**, 625-633.

Maltsberger, J. T. （1986）*Suicide risk.* New York: New York University Press. 高橋祥友（訳）（1994）自殺の精神分析．星和書店．

松木邦裕（2008）摂食障害というこころ．新曜社．

松永寿人（2015）精神医学講座担当者としての私の精神療法．精神療法増刊号，**2**，50-55.

髙野　晶（2007）自殺未遂患者のマネジメント．精神分析研究，**51**，117-125.

矢部博興（2015）私の精神療法．精神療法，増刊号，**2**，27-31.

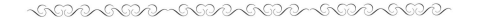

「ふと思う」ということ

　精神分析の領域では，「ふと思うこと」の中身，つまり「ふと思い浮かぶもの」は貴重な素材として扱われる。無意識や前意識といった，直接触れられないものが何かの拍子に形を成すことがあるからだ。いや，何かの拍子といっても，ちゃんとそこには無意識の脈絡があるはずなのだ。だから，クライエントには自由連想，セラピストにはreverie（夢想，もの想い）という心的態度が求められる……と書きかけて，ここでは「ふと思う」中身よりもむしろ「ふと思う」ことそのものを語りたくなった。

　誰にも，日常生活の中に「ふと思い」やすい状況があるのではなかろうか。私にとって馴染み深いのは泳いでいるときである。ひたすら緩る緩るとプールを往復する。泳ぐことは身体が勝手にやってくれる。ゴーグル越しの視野はかなり狭い。音はノイズのようにしか聞こえず，耳栓をすればそれもくぐもったものになる。こうした条件のもとで，思いの領域というような半透明のものが自分の頭の前方にふわっと在るような感じがすることがある。それはいくぶん青みを帯びている。プールの内壁がみずいろに塗られているからばかりでもなさそうだ。

　この領域では集中して考えることはできない。たまたま考えごとを抱えていても，それはいつしか拡散するのである。だからこそ運動はリラクセーションになるわけだ。かわりに，そこには何かが浮いては沈む。考えとまでいかないような端切れのようなものだ。それらが少しまとまったとき，「ふと思う」と呼べるような現象が起こる。それは軽く「ああ，そうか」と思うようなことにすぎず，「何とそうであったか!!」ではない。そんなものが，海月のように漂い，いつしか消え，いつしかまた浮かぶのである。これらを何とか収集して持って帰ろうとするのはどうも浅慮であるらしい。海月は採集してみても生かしておくのが難しい生物であるという。

　しかし，この海月もどきも，何回も浮沈を繰り返すうちにおのずと明確な形をとった考えとなり，プールから上っても残ることがたまにはある。そういうものは結構その後練ってみると使えたりするのだ。実はこのコラムもそんなふうにして出来上った。

　フロイトをはじめ，散歩中に考えごとをした思索者は少なくない。しかし，散歩はちょっと視覚刺激が多すぎて，漫ろな私がほどよく思いを漂わすのには向かないようだ。湯船に浸かってぼんやりと考える，という方法もあるかもしれない。でも，身体運動が足りない。私には泳ぐことが過不足ないあり方なのだ。他の人にはいったいどのような「ふと思う」体験があるのか，聞いてみたいものである。

エピローグ
──世阿弥『風姿花伝』から──

井上和臣

Ⅰ 和と洋の邂逅

　Japan Psychotherapy Week 2015「和と洋の邂逅」の第一夜では，世阿弥の『風姿花伝』（第五）奥儀讚歎云（世阿弥／野上・西尾，1958）から一部を紹介した。長くなるが，以下に引用する。

　　およそ，この道，和州・江州において，風體變れり。…しかれども，眞實の上手は，いづれの風體なりとも，漏れたる所あるまじきなり。一方の風體ばかりをせん者は，誠，得ぬ人の態なるべし。
　　（中略）
　　されば，ただ，人ごとに，あるいは靜識，あるいは得ぬ故に，一方の風體ばかりを得て，十體に亙る所を知らで，他所の風體を嫌ふなり。…風體・形木は面々各々なれども，面白き所は，いづれにも亙るべし。この面白しと見るは，花なるべし。これ，和州・江州，または田樂の能にも，漏れぬ所なり。
　　（中略）
　　かやうに申せばとて，我が風體の形木の疎かならんは，殊に殊に，能の命あるべからず。これ，弱き爲手なるべし。我が風體の形木を極めてこそ，遍き風體をも知りたるにてはあるべけれ。遍き風體を心にかけんとて，我が形木に入らざらん爲手は，我が風體を知らぬのみならず，他所の風體をも，確かにはまして知るまじきなり。されば，能弱くて，久しく花はあるべからず。

231

現代語訳すると，さらに長くなってしまうが，こうなる（世阿弥／観世・山崎，
1969）。

　だいたい，能の芸風については，大和申楽と近江申楽とでは，だいぶ相違があ
る。……しかし，ほんとうに勝れた演者は，大和申楽の演劇的なものも，近江申楽
の情調的なものも，もれなく身につけているはずであって，あるひとつの傾向のも
のしか演じられないのは，真に能をきわめつくしていない演者である。
　（中略）
　しかるに，多くの人が，ひとつには頑な心から，ひとつには自分自身の無能力か
ら，一方面の芸ばかり身につけて，あらゆる芸について知ろうとしないで他の芸風
を嫌うのである。……芸風や基本の技術とか振付は，そのおのおのによって異なっ
ていても，芸術的な感動というものはあらゆる舞台芸術に共通したもので，いずれ
の演者や集団にも通じる面白さである。この芸術的な感動が花なのであって，これ
は大和申楽・近江申楽・田楽の能いずれにおいても共通に認められる。
　（中略）
　このように述べたからといって，自分自身の芸の基本形の修練がおろそかである
ならば，おそらく生きた舞台を創ることはありえまい。これはいわゆる「弱き為
手」，存在感の希薄な中途半端な演者なのだ。自分の基本となる芸を確立してこそ，
それ以外のあらゆる芸に対する客観性も持ちうるし，はっきり価値判断もできるは
ずである。広く各種の芸風を自分の中に取り入れようとして，自分の基本の芸風を
把握するにいたらないような演者は，自分の能が確立していないから，自分の芸風
を認識することができないのみならず，まして，他の芸風に対しては，正確に判断
できるはずがない。それでは，不安定な弱い能で，恒久的な花を持ちつづけるなど
ということはありえない。

　「一方の風體ばかりを得て，十體に亙る所を知らで，他所の風體を嫌ふなり
（一方面の芸ばかり身につけて，あらゆる芸について知ろうとしないで他の芸
風を嫌う）」と戒めるとともに，「我が風體の形木の疎かならんは，殊に殊に，
能の命あるべからず（自分自身の芸の基本形の修練がおろそかであるならば，
おそらく生きた舞台を創ることはありえまい）」という世阿弥の能に対する激

烈な要求を，精神療法の世界に移し換えると，どうなるであろうか。

Ⅱ　サイコセラピーの道

Japan Psychotherapy Week 2016 は「サイコセラピーの道」をテーマとした。

世にはあまたの道がある。世阿弥の『風姿花伝』は能という芸道に関わる論書である。茶道，華道，書道が芸道に分類されるとすると，剣道や柔道など武道に属するものもあり，枚挙に暇がない。

サイコセラピー（精神療法）も道である，と言えば失笑を買うかもしれない。しかし，道を一定の修練を要する技芸であると定義するなら，サイコセラピー（精神療法）も例外ではあるまい。本書に含めることはできなかったが，Japan Psychotherapy Week 2018 のテーマとした「治療者となること（Becoming a Psychotherapist）」では，例えば，認知療法・認知行動療法については，厚生労働省認知行動療法研修事業であるスーパービジョン制度[*1]が紹介された。

ただ厳密に言うと，サイコセラピー（精神療法）の道はサイコセラピスト（精神療法家）への道と同義ではない。

Japan Psychotherapy Week 2016 では宴を閉じるにあたり，二つの夢物語が語られた。一つは専門医制度に，今一つは春季大会に関わる夢物語である。

1．夢物語：専門医制度

日本精神神経学会の精神科専門医のための研修ガイドライン（社団法人日本精神神経学会，2007）には，研修すべき全般的事項（総論）と疾患別事項（各論）が記載されている。

精神療法に関する総論には，「患者の心理を把握する」で始まる〈一般目標〉に続いて，〈行動目標〉として，①患者とよりよい関係を築き支持的精神療法が施行できる，②認知行動療法について説明できる，③症例によっては指導医

[*1]　https://cbtt.jp/ministryofhealthsv

エピローグ　233

の下に力動的精神療法を経験する，④森田療法，内観療法を理解できる，など8項目が挙がっている。目標を達成するための〈方法〉には，①（神経症など）個人精神療法が特に必要とされる患者を担当し，指導医より定期的に指導を受ける，②研修施設に精神療法を専門とする医師が不在の場合，他施設の医師ないしクリニカルサイコロジストより指導，助言を受ける，⑦教材およびビデオを用いて学ぶ，など7項目が示されている。

　各論においては，気分（感情）障害に対する精神療法の〈目標〉として，①患者とよりよい関係を築き支持的精神療法が施行できる，②認知行動療法についての説明ができる，③症例によっては指導医の下に力動的精神療法を経験する，などが挙がっている。神経症性障害，ストレス関連障害および身体表現性障害（摂食障害を含む）の精神療法〈目標〉では，①患者の心理を把握できる，②治療者と患者の心理の相互関係を把握できる，③転移・逆転移等力動精神医学的な考え方を理解できる，④指導医から医師患者関係についてスーパーバイズを受ける，⑦支持的精神療法，認知行動療法，行動療法，精神分析療法，集団精神療法，森田療法，内観療法を理解できる，などとある。精神作用物質による精神および行動の障害に対する精神療法〈目標〉には，④必要に応じて認知行動療法や内観療法の専門家に紹介できる，と記載されている。

　限られた研修期間での到達目標であるためか，支持的精神療法は試行できることが求められているものの，力動的精神療法，認知行動療法，森田療法などの特殊な精神療法については適用可能な疾患であっても，多くは紹介・理解・説明できるにとどまっている。

　方法として列挙された項目からは，精神療法の目標達成が容易でないことが推測される。個人精神療法が必要とされる患者を担当する，という要件を克服したとしても，研修施設に精神療法を専門とする医師が不在の場合には指導・助言を他の施設に求めなければならない。

　2014年の一般社団法人日本専門医機構[*2]の設立とともに，日本精神神経学会の専門医制度は大きな転回点を迎えている。基本領域の一つとなった精神科（日本専門医機構認定精神科専門医）のサブスペシャルティ領域（サブスペ

＊2　http://www.japan-senmon-i.jp

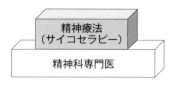

図1　精神科サブスペシャルティ領域としての精神療法

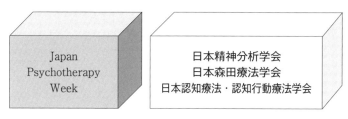

図2　春季大会としてのJapan Psychotherapy Week

シャルティ専門医）は未定のままである．夢物語の第一は，精神療法に関わる複数の学会（日本精神分析学会，日本森田療法学会，日本認知療法・認知行動療法学会など）が協力することによって新専門医制度のサブスペシャルティとして「精神療法」を提案することである（図1）．

2．夢物語：春季大会

　Japan Psychotherapy Weekでは精神分析療法，森田療法，認知療法・認知行動療法を軸にプログラム編成がなされてきた．開催時期はFreudの誕生日（5月6日）に始まる1週間としてある．

　日本精神分析学会，日本森田療法学会，日本認知療法・認知行動療法学会は毎年秋に年次学術集会をもつことが一般的である．図2に示すように，Japan Psychotherapy Weekがこれら複数の学会の春季大会となる，というのが夢物語の第二である．

Ⅲ　一か多か

1．神戸開港150年

　Japan Psychotherapy Week 2017は，神戸開港150年を紹介することから始

まった。

神戸開港は 1868（慶応 3）年 1 月 1 日であった。日米修好通商条約で開港を求められた「兵庫の津」は，自然条件に優れた天然の良港として，古代・中世より大陸や朝鮮半島との交易拠点として重要な役割を果たしてきた。兵庫（神戸）開港とともに，神戸の居留地は新しい西洋文化流入のさきがけとなった。

Japan Psychotherapy Week の会場となったオリエンタルホテルは旧居留地に建つ。ホームページ*3 にはこうある。

　　東洋一美しい街並みと讃えられた旧居留地に，日本最初のホテルとして開業したオリエンタルホテル。神戸開港時の面影残るこの場所で，一世紀以上の時を越え歴史を紡いでいます。

2．一神教と多神教

Japan Psychotherapy Week 2017 のテーマは「一か多か（Unity or Diversity）」であった。Freud, S. の『モーセという男と一神教』（渡辺訳，2007）からの引用を記す。

　　……この宗教がほんとうの一神教だったのか，この宗教が他民族の神々と神格をめぐって闘争したのか，これすらあやしいものである。おそらく，自分たちの神がすべての他の神々よりも強ければよい，くらいのことであったに過ぎまい。それにもかかわらず，事のすべてがこのような端緒から予想されるのとは別の経過を結果的にはたどってしまったのだが，これに関する理由として，われわれはただひとつの事実しか見出せない。すなわち，エジプトのモーセが，民族の一部の人々に，元来の神とは別の，より高度に精神化された神の観念を与えたということ，唯一の，全世界を包括する神性，全能の力を有するだけではなく，万物を愛で包む神性，いっさいの儀式や魔術を嫌悪して，人間に真理と正義に生きることを至高の目標として定め示す神性の理念を与えたという事実，これこそがわれわれが見出すただひとつの理由にほかならない（62-63 頁）。

＊3　https://www.orientalhotel.jp

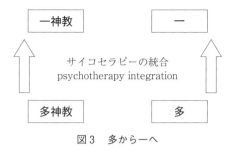

図3　多から一へ

　同書に基づいて，モーセに起因するユダヤ人の宗教とエジプト人の宗教とを比較すると，「ユダヤ人の宗教は，雄大にして不動の一神教である。唯一の神のみ存在する。この神は比類がなく，全能であり，近寄り難く，神の正視に耐えることなどできず，決して神の像を造ってはならず，神の名を口に出すことも決してゆるされない」。一方，「エジプトの宗教においては，千差万別の品位と来歴をもつほとんど見渡し難い，夥しい数の神々が群れている」。Freud, S. によると，「多神教にあって宗教は原始的な発展段階にかなり近く，一神教は洗練された抽象化の高みへの飛躍を成し遂げてしまっている」。

3．精神療法の統合

　「多から一」へ発展する宗教と相似するものとして，精神療法の統合を示したのが図3である。

　精神療法の統合には①理論統合アプローチ，②技法折衷アプローチ，③共通要因アプローチ，④同化的統合アプローチと，さまざまな方法が模索されている（東, 2012）。認知療法に，対人的，行動的，精神力動的精神療法を統合する力を見出す論もある（Alford & Beck, 1997）。

　しかし，Japan Psychotherapy Week は精神療法の統合とは一線を画す提案である（図4）。Freud, S. が『ある錯覚の未来』（高田訳, 2011）で述べた一文を，精神分析という語を精神療法に置き換えて，引用しておきたい。

　　実際には精神療法は，例えば微分積分の計算などのように一つの研究方法，特定の党派に肩入れすることのない一手段である。

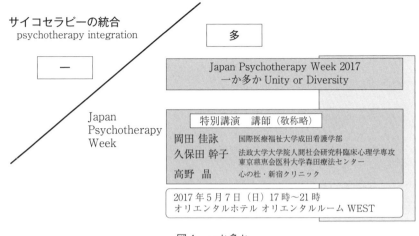

図4　一か多か

Ⅳ　スペクトラムとしての精神療法

　図5はスペクトラムとしての認知療法・認知行動療法を模式的に示したものである。認知行動療法は，第1世代の行動療法に始まり，第2世代の認知療法の参入を経て，さまざまな呼称をもつ第3世代（新世代）の認知行動療法群（例：マインドフルネスに基づく認知療法，MBCT；アクセプタンス＆コミットメント・セラピー，ACT；弁証法的行動療法，DBT）の時代になっている（井上，2017）。第1世代から第3世代に至る認知行動療法の進展は，認知をめぐる理論的変遷である。第2世代の認知療法は主として認知の内容に着目したが，第3世代では認知との距離の置き方，脱中心化に重点が移ったことが特徴的である。と同時に，第3世代に至る発展は，二つの治療モード（MBCTにおける受容と変化，DBTにおける妥当性確認と問題解決）を軸に，一人の患者に対する一連の治療行為を再確認する歴史でもある。認知療法・認知行動療法は指示的精神療法とされるが，図の原点には支持的精神療法を置いてある。認知療法・認知行動療法の基本的な治療スキル（理解力，対人能力，共同作業）は支持的精神療法と重なるからである。
　スペクトラムとしての認知療法・認知行動療法の発想を得た後に，力動的精

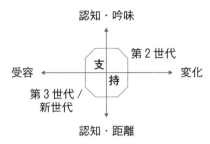

図5　スペクトラムとしての認知療法・認知行動療法

神療法ではすでに同様の模式図が提案されていることを知った。Gabbard, G. O.（2010）によると，治療的介入の表出的―支持的連続体において，最も表出的な介入は解釈，観察，および直面化で，最も支持的な介入は助言と賞賛であり，その中間に共感的認証と詳述の奨励が位置する。他の精神療法についても同様の発想が可能かもしれない。

V　消えゆく認知療法

「消えゆく認知療法」というのは奇異に写るかもしれない。しかし，筆者自身はこころの底からこう思っている。"Vanishing cognitive therapy"。

　認知療法が「触媒」の役割を果たす。物質Aから物質Bへの変化をつかさどる酵素と同じように，複数の治療法を架橋する「触媒」としての認知療法というものに，目を向けてもよいのではないか。その過程で，おそらく「認知療法」と名前がつくようなものは消えていく。重要なのは「認知」療法ではなく，療法・セラピーなのではないか。認知療法が療法・セラピーに姿を変えていく過程で，「触媒」として，ほかの治療法との接近を図る役割を果たすことがあってもよいのではないか。

　Japan Psychotherapy Week において認知療法は触媒の役割を果たし消えていくことになる。消えゆく認知療法（vanishing cognitive therapy）は Japan Psychotherapy Week の誕生と表裏をなすのである（井上，2016）。

エピローグ　239

VI Japan Psychotherapy Week——精神療法の饗宴

　精神療法が躍動するためには他（あるいは多）との交流が要請されるだろう。精神療法の饗宴（供宴・競演・協演・共演）として Japan Psychotherapy Week が始動すれば，そこから新たな精神療法の可能性が生まれるかもしれない。欧米では差異性が強調されるが，わが国に移入された精神療法は他との同一性を重視する「包容性」を軸に展開することが期待される。

文　献

Alford, B. A., & Beck, A. T.（1997）*The integrative power of cognitive therapy.* New York: Guilford Press.

東　斉彰（編著）（2012）統合的方法としての認知療法．岩崎学術出版社．

フロイト／高田珠樹（訳）（1927/2011）ある錯覚の未来（フロイト全集 20）．岩波書店，p. 41.

フロイト／渡辺哲男（訳）（1938/2007）モーセという男と一神教（フロイト全集 22）．岩波書店，pp. 62-63.

Gabbard, G. O.（2010）*Long-term psychodynamic psychotherapy: A basic text, second edition.* Washington D.C.: American Psychiatric Publishing, Inc. 狩野力八郎（監訳）池田暁史（訳）（2012）精神力動的精神療法——基本テキスト．岩崎学術出版社．

井上和臣（2016）精神療法の学び方・活かし方——Japan Psychotherapy Week の提案．精神経誌，**118**，351-357.

井上和臣（2017）認知行動療法の歴史的展望．精神科治療学，**32**，863-868.

社団法人日本精神神経学会専門医制度委員会 卒後研修委員会（編）（2007）精神科専門医制度 研修手帳．社団法人日本精神神経学会出版局．

世阿弥（野上豊一郎・西尾　実 校訂）（1958）風姿花伝．岩波書店．

世阿弥（観世寿夫 訳）（山崎正和 責任編集）（1969）風姿花伝（日本の名著 10）．中央公論社．

あとがき

　Japan Psychotherapy Week 2019 について認知療法研究所のホームページに第1報をあげたのは 2019 年 2 月 3 日，例年になく遅くなっていました。

　もちろんこれには理由があります。Japan Psychotherapy Week は 5 月 6 日前後の開催を基本としてきましたが，改元に伴う長期の連休を避けて，フロイトの誕生日にこだわらない日程を考えるようにしたためです。

　もう一つの大きな理由として，複数の講師をお招きしての講演会ではなく，本書『精神療法の饗宴――Japan Psychotherapy Week への招待』の出版記念会としたことがあげられます。

　先般，第 2 報（5 月 6 日）において，2019 年 7 月 13 日（土）開催が決定した旨をお知らせしたところです。Japan Psychotherapy Week 企画運営委員会による初めての「精神療法の饗宴」から 5 年目を迎えることになります。

　教父アウグスティヌスは『告白』において，厳密な意味では，過去，現在，未来という三つの時があるとは言えず，「過去についての現在，現在についての現在，未来についての現在」という三つの時があるだけで，過去についての現在とは「記憶」であり，現在についての現在とは「直観・直視」であり，未来についての現在とは「期待」であると語っています。

　「記憶」の中には，飲食を共にしながら講演するという過酷な条件を受け入れてくださった講師の方々，毎年のようにご参加いただき「脱・学会」的な白熱した議論を繰り広げてくださった皆様の姿が浮かんできます。有馬病院の竹本千彰氏と桐山知彦氏との共同が舞台裏で継続されたことは，医療法人内海慈仁会（内海浩彦理事長）のご配慮ともども，忘れることができません。

　本書の企画から編集まで関わっていただいた誠信書房の布施谷友美氏と小寺美都子氏は，「直観・直視」を形づくるお二人と言えるでしょう。

関係諸氏への心からなる感謝とともに，Japan Psychotherapy Week の次の5年を可視化しようと，「期待」をふくらませているところです。

　また神戸の地でお会いしましょう。

2019 年 6 月　東灘の緑に包まれて

Japan Psychotherapy Week 企画運営委員会　代表　**井上和臣**

執筆者紹介

青木省三（あおき　しょうぞう）
1977 年　岡山大学医学部卒業
現　在　公益財団法人慈圭会精神医学研究所所長
主な著書
『精神科治療の進め方』（著，日本評論社，2014 年），『大人の発達障害を診るということ——診断や対応に迷う症例から考える』（編，医学書院，2015 年），『こころの病を診るということ——私の伝えたい精神科診療の基本』（著，医学書院，2017 年），他多数

生地　新（おいじ　あらた）
1986 年　山形大学大学院医学研究科博士課程修了
現　在　北里大学大学院医療系研究科教授
主な著書
『精神分析入門』（分担執筆，日本放送大学教育振興会，2007 年），『週一回サイコセラピー序説：精神分析からの贈り物』（分担執筆，創元社，2017 年），『児童福祉施設の心理ケア―力動精神医学からみた子どもの心』（著，岩崎学術出版社，2017 年），他多数

大野　裕（おおの　ゆたか）
1950 年　慶應義塾大学医学部卒業
現　在　一般社団法人認知行動療法研修開発センター
主な著書
『保健，医療，福祉，教育にいかす 簡易型認知行動療法実践マニュアル』（共著，ストレスマネジメントネットワーク，2017 年），認知行動療法学習サイト「こころのスキルアップ・トレーニング」発案／監修，他多数。

岡田佳詠（おかだ　よしえ）
2007 年　聖路加大学大学院看護学研究科博士課程修了
現　在　国際医療福祉大学成田看護学部教授
主な著書
『看護のための認知行動療法——進め方と方法がはっきりわかる』（著，医学書院，2011 年），『認知行動理論に基づく精神看護過程：よくわかる認知行動療法の基本と進め方』（著，中央法規出版，2016 年），『系統看護学講座 基礎分野 人間関係論』（分担執筆，医学書院，2018 年），他多数

久保田幹子（くぼた　みきこ）
2006 年　上智大学大学院文学研究科臨床心理学専攻博士課程単位取得退学
現　在　法政大学大学院人間社会研究科臨床心理学専攻教授
主な著書
『心理療法プリマーズ「森田療法」』（分担執筆，ミネルヴァ書房，2005 年），『森田療法で読む「強迫性障害」』（編著，白楊社，2015 年），『女性はなぜいきづらいのか——森田療法で悩みや不安を解決する』（共著，白揚社，2018 年），他多数

髙野　晶（たかの　あき）

1981 年　京都府立医科大学医学部卒業

現　　在　心の杜・新宿クリニック副医院長

主な著書

『精神分析から見た成人の自閉スペクトラム──中核群から多様な拡がりへ』（分担執筆，誠信書房，2016 年），『週一回サイコセラピー序説──精神分析からの贈り物』（編著，創元社，2017 年），『精神分析／精神科・小児科臨床セミナー総論：精神分析的アセスメントとプロセス』（分担執筆，福村出版，2019 年），他多数

中村　敬（なかむら　けい）

1982 年　東京慈恵会医科大学卒業

現　　在　東京慈恵会医科大学附属第三病院病院長，精神医学講座教授

主な著書

『森田療法で読むうつ』（共著，白揚社，2005 年），『不安障害──精神療法の視点から』（星和書店，2007 年），『日常臨床における精神療法：10 分間で何ができるか』（編著，星和書店，2016 年），他多数

原田誠一（はらだ　せいいち）

1983 年　東京大学医学部卒業　精神医学

現　　在　原田メンタルクリニック・東京認知行動療法研究所院長

主な著書

『統合失調症の治療──理解・援助・予防の新たな視点』（金剛出版，2006），『精神療法の工夫と楽しみ』（金剛出版，2008），『外来精神科診療シリーズ全 10 巻』（編集，中山書店，2015-2018），他多数

藤澤大介（ふじさわ　だいすけ）

1998 年　慶應義塾大学医学部卒業

現　　在　慶應義塾大学医学部医療安全管理部／精神・神経科准教授

主な著書

『がん患者心理療法ハンドブック』（共監訳，医学書院，2013 年），『ミーニング・センタード・サイコセラピー　がん患者のための個人精神療法：人生の意味に焦点を当てた精神療法』（共訳，河出書房新書，2017 年），『マインドフルネスを医学的にゼロから解説する本』（共著，日本医事新報社，2018 年），『子どもを持つ親が病気になった時に読む本：伝え方・暮らし方・お金のこと』（共訳，創元社，2018 年），他多数

編著者紹介

井上和臣（いのうえ　かずおみ）

1977 年　京都府立医科大学卒業
現　在　医療法人内海慈仁会内海メンタルクリニック名誉院長

主な著訳書
『認知療法への招待 改訂 4 版』（著，金芳堂，2006 年），『認知療法・西から
東へ』（編著，星和書店，2004 年），『認知療法の世界へようこそ──うつ・
不安をめぐるドクトル K の冒険』（著，岩波書店，2007 年），『パーソナリ
ティ障害の認知療法──ケースから学ぶ臨床の実際』（編著，岩崎学術出版
社，2011 年），『改訂第 2 版 パーソナリティ障害の認知療法全訳版』（監訳，
岩崎学術出版社，2011 年），『カップルの認知療法』（監修，星和書店，2012
年），他多数

精神療法の饗宴
──Japan Psychotherapy Week への招待

2019 年 7 月 20 日　第 1 刷発行

編　著	井	上	和	臣
発 行 者	柴	田	敏	樹
印 刷 者	田	中	雅	博

発行所　株式会社 誠 信 書 房
〒112-0012　東京都文京区大塚 3-20-6
電話 03（3946）5666
http://www.seishinshobo.co.jp/

©Kazuomi Inoue, 2019　　Printed in Japan　　印刷／製本：創栄図書印刷（株）
落丁・乱丁本はお取り替えいたします　　ISBN 978-4-414-41659-6 C3011

JCOPY ＜㈳出版者著作権管理機構 委託出版物＞
本書の無断複写は著作権法上での例外を除き禁じられています。複写される場合は、その
つど事前に、（社）出版者著作権管理機構（電話 03-5244-5088，FAX 03-5244-5089，e-
mail：info@jcopy.or.jp）の許諾を得てください。

事例で学ぶ認知行動療法

伊藤絵美 著

認知行動療法（CBT）を効果的に行うために書かれた専門化向けの実践の書。認知行動療法におけるスタンスや、面接を効果的に進めるためのツール・技術を事例を通して紹介する。大うつ病やパニック障害、摂食障害、対人恐怖など、解説する範囲が広く個別具体的に解説される。また、面接場面における会話例も豊富に収録した。

目次
序章　認知行動療法概説
1章　大うつ病性障害
2章　気分変調性障害
3章　複雑な気分障害
4章　パニック障害
5章　強迫性障害
6章　社会不安障害・対人恐怖
7章　摂食障害
8章　境界性パーソナリティ障害

B5判並製　定価（本体4000円+税）

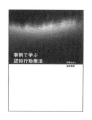

スキーマ療法最前線
第三世代CBTとの統合から理論と実践の拡大まで

M・ヴァン・ヴリースウィジク /
J. ブロアーゼン / M. ナドルト 編
伊藤絵美・吉村由未 監訳

司法など新たな現場でのスキーマ療法の実践や、マインドフルネス・ACTとの接点を紹介。CBTの最先端のひとつが見えてくる。

主要目次
第Ⅰ部　スキーマ療法
　　　　——理論と技法の最前線
第1章　スキーマ療法
　　　　——歴史と現状とこれから / 他
第Ⅱ部　マインドフルネス・ACTとスキーマ療法の統合
第7章　スキーマ療法、マインドフルネス、そしてACT/ 他
第Ⅲ部　カップルやセラピスト自身のためのスキーマ療法
第10章　カップルのためのスキーマ療法 / 他
第Ⅳ部　司法領域におけるスキーマ療法
第12章　司法領域におけるスキーマ療法 / 他

A5判並製　定価（本体3900円+税）

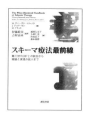

はじめてのラカン精神分析
初心者と臨床家のために

アラン・ヴァニエ 著
赤坂和哉・福田大輔 訳

ラカンに分析を受けたヴァニエ教授が、伝記的なエピソードを織り交ぜながら、後期のラカンまでを説き明かしたラカン入門の決定版。

目次
第一章　道しるべ
　一九五三年　パリ精神分析協会との断絶と新概念の導入/象徴界、想像界、現実界/ローマ講演/伝記的要素と初期の仕事
第二章　想像界
　理想についての光学的モデル/自我理想と理想自我
第三章　象徴界
　主体/ランガージュとパロール/シニフィアン/父
第四章　現実界
　対象a/対象の変遷/性別化/ボロメオの結び目/父というものについて
第五章　最後に

四六判並製　定価(本体2000円+税)

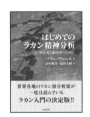

疾風怒濤精神分析入門
ジャック・ラカン的生き方のススメ

片岡一竹 著

精神分析の本質は病理的次元でなく倫理的な次元にある。難解であるという定説を覆し不幸な受け入れられ方をした日本のラカン理解に楔を打ち込む一冊。

主要目次
第Ⅰ部　精神分析とはどのような営みか
第一章　それでも、精神分析が必要な人のために――精神分析は何のためにあるのか
第二章　自分を救えるのは自分しかいない――精神分析が目指すもの
第Ⅱ部　精神分析とはどのような理論か
第三章　国境を超えると世界が変わってしまうのはなぜか？
　――想像界・象徴界・現実界について
第四章　私とはひとりの他者である
　――鏡像段階からシニフィアンへ
第五章　父親はなぜ死んでいなければならないのか
　――エディプス・コンプレクスについて
第六章　不可能なものに賭ければよいと思ったら大間違いである
　――現実界について

A5判並製　定価(本体2300円+税)

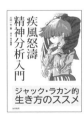

精神分析から見た成人の自閉スペクトラム
中核群から多様な拡がりへ

福本 修・平井正三 編著

本書は極めて現代的なテーマである自閉スペクトラムの解明と打開に精神分析がいかに貢献できるかという点から収録された臨床例である。

主要目次
第Ⅰ部　総説と展望
　第1章　自閉症中核群への精神分析的アプローチ/他
第Ⅱ部　児童期症例の理解
　第4章　発達障害を持つと考えられる子どもとその家族のアセスメント/他
第Ⅲ部　成人例での臨床試験
　第7章　「重ね着症候群」(衣笠) について
　第8章　パーソナリティ障害との異同は何か?
　第9章　ADHDのこころの発達/他
第Ⅳ部　症例の総合的研究
　第15章　自閉症児が内的空間を形成していく過程の素描/他
総括　自閉スペクトラムの拡がりと今後の課題

A5判上製　定価(本体4800円+税)

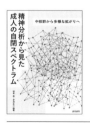

対象関係論に学ぶ心理療法入門
こころを使った日常臨床のために

祖父江典人 著

さまざまな臨床現場で日常臨床に勤しむ一般の臨床家に向けて、対象関係論の技法が身につき実践できるよう嚙み砕いて書かれた入門書。

主要目次
序章　こころを使った日常臨床の意義
第一章　対象関係論の特色
　第一節　一者心理学から二者心理学へ
　第二節　抑圧から排除への時代的変化──性愛の抑圧から攻撃性の投影同一化へ/他
第二章　対象関係論における見立ての仕方
　　　　──「ハード面」と「ソフト面」
　第一節　見立てにおけるハード面
　第二節　見立てにおけるソフト面
　　　　──見立ての手順
第三章　こころの動き方を知る
　第一節　情動・思考の動き方を知る/他
第四章　見立てから面接方針へ
　第一節　見立てをまとめる視点/他
補遺　こころの痛みと防衛機制

A5判並製　定価(本体3200円+税)

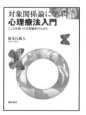

クリニカル・エリクソン
その精神分析の方法：治療的かかわりと活性化

スティーブン・シュライン 著
鑪幹八郎・松本寿弥 訳

エリクソンの直弟子が、公刊された論文や著作はもちろん貴重な未公開資料も駆使し、その心理療法の実像を再構成した格好の解説書。

主要目次
第1章　序文
第2章　エリク・エリクソン生誕一〇〇周年に思うこと
第3章　エリクソンによる子どもおよび成人の臨床的-心理療法的研究の展望
第4章　子どものプレイの心理的布置の構造
　　　　──「オモチャとその読み解き」
第5章　子どものプレイの解釈と子どもの精神分析についての究明
　　　　──「ことばのない精神分析」と「プレイと治癒」
第6章　リッグス・センターでの臨床事例検討会
　　　　──視覚的観察と治療について思うこと/他

A5判並製　定価(本体3600円+税)

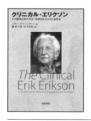

症例でわかる精神病理学

松本卓也 著

初学者でも迷わないように構成を工夫し主要な学説を網羅。症例を必ず提示し、具体的・実践的に精神病理学が「わかる」入門書の決定版。

主要目次
第1章　精神病理学とはなにか
第2章　統合失調症
第3章　統合失調症の周辺
　　　　──心因反応とパラノイア(短期精神病性障害と妄想性障害)
第4章　うつ病
第5章　躁うつ病(双極性障害)
第6章　ヒステリーと解離(変換症と解離性同一症)
第7章　強迫神経症(強迫症)
第8章　神経症の周辺
　　　　──不安神経症とストレス反応(不安症群と心的外傷およびストレス因関連障害群)
第9章　認知症(神経認知障害群)/他

A5判並製　定価(本体2700円+税)

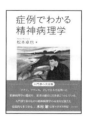

実践 セルフ・コンパッション
自分を追いつめず自信を築き上げる方法

メアリー・ウェルフォード 著
石村郁夫・野村俊明 訳

自己否定感や恥の感情からの解放をめざすコンパッション・フォーカスト・セラピーを、エクササイズを進めることを通して学んでいく。

主要目次
1 自信は生まれながらに備わっているものではなく、築き上げて維持するものである
2 進化が人間に与えた影響を理解する
3 自らを傷つける方法と理由そして慈悲の効果
4 自分の経験を理解する
5 慈悲とは何か
6 セルフ・コンパッションの発達に対する障害
7 マインドフルネスを用いた慈悲のための準備
8 慈悲のためのさらなる準備
9 慈悲の心を発達させる
10 自分を傷つける考え方に対して慈悲の考え方を使う
11 慈悲の手紙を書く/他

A5判並製　定価(本体3600円+税)

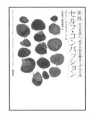

あなたを困らせるナルシシストとのつき合い方
病的な自己愛者を身近にもつ人のために

ウェンディ・ビヘイリー 著
伊藤絵美・吉村由未 監訳

モラハラ、DV等で周囲を傷つけるナルシシスト（病的な自己愛者）を理解し、彼／彼女らとの関係を改善していくための具体的スキル。

主要目次
第1章 ナルシシストの成り立ちを明らかにする
第2章 パーソナリティ構造を理解する
　　　──スキーマと脳科学の視点から
第3章 「とらわれ」を理解する
　　　──あなた自身のもつ「落とし穴」を見つける
第4章 障壁を乗り越える
　　　──コミュニケーション上の問題やその他の障害
第5章 注意を向ける
　　　──ナルシシストとの困難な出会いに直面する
第6章 出口を見つける
　　　──危険性の高いナルシシズムを回避する/他

A5判並製　定価(本体2700円+税)

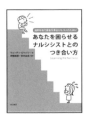